HABILIDADES SOCIALES Y DOMINIO DE LA COMUNICACIÓN (2 EN 1)

DOMINA LAS CONVERSACIONES Y MEJORA TU CARISMA. APRENDE A ANALIZAR A LAS PERSONAS, SUPERA LA TIMIDEZ Y AUMENTA TU INTELIGENCIA EMOCIONAL

STEWART HUNTER

D

DEVON HOUSE
PRESS

ÍNDICE

Parte III
MANTENIENDO TUS RELACIONES Y HACIÉNDOLAS DURADERAS

INTRODUCCIÓN

Estás en una sala con varias personas que charlan distraídamente. Deseas desesperadamente formar parte de la conversación, pero te encuentras congelado en el sitio, incapaz de pensar en una sola cosa ingeniosa que decir. El miedo empieza a subir por tu columna vertebral, sintiéndote rechazado, perdido y completamente inepto.

¿Te resulta familiar?

Hay más gente que tiene dificultades para socializar de lo que crees. Cuando te ocurre, parece que eres el único en el mundo que se siente así, pero en realidad no es así. A muchas de las personas que charlan en la sala, que parecen estar completamente a gusto, en realidad les cuesta abrirse y socializar con otras personas. ¿Cuál es la diferencia entre tú y estas personas? Ellas han aprendido las herramientas necesarias para ocultar completamente este miedo y mostrar confianza en su lugar. También saben cómo responder a otras personas y leer su lenguaje corporal. Saben exactamente lo que tienen que hacer para sentirse lo más cómoda posible.

Tú puedes ser esa persona que parece estar a gusto en una multitud. Todavía no lo sabes, pero puedes.

Entiendo cómo te sientes ahora mismo. Quieres entablar relaciones con los que te rodean, quieres poder hablar y sentirte a gusto, no quieres preocuparte por lo que la gente va a pensar cuando dices lo que piensas, y quieres mantener una conversación sin estar siempre nervioso. Te encantaría poder ir a una fiesta y no preocuparte durante horas por mantener una conversación trivial. Deseas desesperadamente ampliar tu círculo social, pero el punto de partida de tener que realmente hablar con personas que no conoces te deja paralizado de miedo.

Te entiendo y me solidarizo contigo. Sin embargo, el hecho de que estés leyendo este libro es el valiente primer paso para mejorar tus habilidades sociales y eliminar la timidez y los malos hábitos de comunicación de tu vida para siempre. Así que date una palmadita en la espalda por ello.

Necesitas entender lo que estás haciendo mal, necesitas identificar esos malos hábitos y erradicarlos, sustituyéndolos por buenos hábitos, y necesitas aprender las herramientas y habilidades que te ayuden a socializar de una manera más fácil y fluida.

Ahí es donde entra en juego este libro.

¿POR QUÉ DEBERÍAS CONFIAR EN LO QUE DIGO?

Probablemente estés leyendo esto, poniendo los ojos en blanco y preguntándote quién demonios soy yo y por qué soy la autoridad en materia de socialización. Bueno, déjame contarte mi historia.

Entiendo cómo te sientes porque yo he estado donde tú estás ahora. Fui un niño tímido, y esto no pareció cambiar a medida que me adentraba en la adolescencia y en los primeros años de la veintena. Mientras mis amigos del colegio iban a toda velocidad a través de sus primeras experiencias, conociendo gente nueva, teniendo sus primeras relaciones, saliendo por primera vez, soñando con lo que iban a hacer con su carrera, y realmente haciendo algo al respecto en lugar de solo soñar, yo estaba estático. Tenía sueños, créeme, tenía muchos, pero actuar sobre ellos era demasiado para mí. Tenía amigos, pero siempre era el callado, el que todos consideraban un poco extraño porque no hablaba mucho. Me sonrojaba más de lo que quería, y me encontraba tartamudeando mis palabras cada vez que me ponían en un aprieto.

Me reprendía a mí mismo cada noche mientras me acostaba en la cama por todas las torpezas que hacía a lo largo del día. En mi cabeza, yo era una persona segura de sí misma, feliz, llena de vida y desenvuelta en las situaciones sociales. En la realidad, era todo lo contrario. Lo peor era que sabía lo que quería decir, podía mantener todas esas conversaciones en mi cabeza y tenerlas con soltura.

Verás, la timidez no es introversión. Se puede ser introvertido y no ser tímido en absoluto. La timidez es algo totalmente distinto. La timidez te deja paralizado cuando estás rodeado de gente. Te dices a ti mismo que cualquier cosa que digas no será lo suficientemente buena, que la gente se reirá o que tu voz saldrá chillona y te avergonzarás. Es un miedo a las situaciones sociales, pero déjame decirte algo: los miedos se pueden superar.

Yo superé mi timidez. ¿Cómo? Con trabajo duro y concentración. Tuve que enfrentarme a mis miedos, tuve que atravesar esos muros que había construido a mi alrededor. Fue duro, a veces me dio miedo, pero es el mayor logro de mi vida hasta la fecha. Descubrí lo que estaba haciendo mal y aprendí nuevos hábitos para sustituir eso. Hoy en día, socializar no me llena de temor. Probablemente nunca seré el conversador más natural del mundo, pero ya no me preocupa, y soy capaz de mantener conversaciones fluidas con quienes me rodean. He conocido nuevos amigos gracias a ello, he entablado nuevas relaciones y he desarrollado mi carrera.

Tú también puedes hacer todo esto.

Quiero ayudarte a conseguir lo mismo. Quiero compartir lo que he aprendido y las técnicas que me han funcionado. Luego, quiero que compartas todo eso con otras personas en tu vida que puedan estar atravesando lo mismo.

Lo más triste de todo esto es que hay millones de personas caminando por ahí, luchando con sus habilidades sociales. Esto les frena, les impide vivir su mejor vida. Les impide establecer relaciones estrechas con otras personas. El problema es que la mayoría de la gente no sabe que puede cambiar su situación, por lo que simplemente continúa de la misma manera.

Ese no va a ser tu destino.

Este libro cambiará tu vida. Es una afirmación atrevida, lo sé, pero es cierta. Tener más confianza en tu capacidad para socializar te abrirá muchas puertas, tanto en tu vida profesional como personal. Construirás esas relaciones estrechas que te han sido esquivas hasta ahora, y tu miedo a socializar desaparecerá poco a poco.

¿Te imaginas lo bien que te sentirás?

Innumerables personas en el mundo han superado su timidez y sus escasas habilidades sociales, creando una nueva vida para ellas. Solo tienes que hacer una rápida búsqueda en Google para encontrar toda una serie de personas así, que siguieron exactamente los mismos consejos que vas a leer en este libro.

MI PROMESA PARA TI

Al final de este libro, te prometo que no solo podrás sentirte más seguro de tu capacidad futura, sino que serás capaz de identificar los problemas que te han estado frenando y superarlos. A partir de ahí, empezarás a probar tus nuevas habilidades y verás cómo los resultados llegan a ti, mostrándote que el progreso que has hecho ha valido la pena.

En pocas palabras, dominarás tus problemas y, como resultado, dominarás la socialización.

Así que, ¿por qué esperar un segundo más?

Tu timidez te ha frenado lo suficiente. No le dediques ni un segundo más de tu tiempo o atención. Ahora, dirige tu atención hacia las estrategias y consejos de este libro, implementa todo en tu rutina diaria y espera los resultados.

¿La alternativa? Por supuesto, podrías seguir como hasta ahora. Podrías asumir que es demasiado difícil o que no te va a funcionar. Como resultado, seguirás luchando por comunicarte, siempre te resultará difícil establecer relaciones con la gente y siempre serás socialmente inepto.

¿Es eso lo que quieres para ti? ¿Quieres seguir perdiendo oportunidades y verlas pasar?

Por supuesto que no, y por eso, si eres inteligente (y sé que lo eres), pasarás la página y comenzarás tu viaje.

I

DANDO LOS PRIMEROS PASOS: SÉ CONSCIENTE DE TI MISMO

LO QUE HAY QUE SABER SOBRE LA INTELIGENCIA EMOCIONAL

Has llegado al primer capítulo, así que date una palmadita en la espalda. Eso significa que has mostrado la voluntad de empezar a hacer cambios en tu vida y de dar el primer paso de tu viaje.

Siempre que quieras cambiar algo en tu vida, primero tienes que reconocer el problema. Esa suele ser la parte más difícil. Significa admitir que algo en tu vida no está funcionando, pero eso es lo que te permitirá crecer y mejorar.

Este primer capítulo se va a centrar en la inteligencia emocional, o EQ. Esto es importante porque se superpone con cada parte de lo que estás tratando de trabajar. Quieres ser capaz de socializar mejor, quieres comunicarte mejor, quieres conectar con los demás. Tener un nivel más alto de Inteligencia Emocional te permitirá hacer todas esas cosas.

Exploraremos qué es la Inteligencia Emocional, por qué es diferente a otro término que suena muy parecido, el IQ o Coeficiente Intelectual, y pasaremos a hablar de sus componentes. A continuación, te ayudaré a explorar qué tan baja puede ser tu EQ, porque lamento decir esto: los problemas que estás teniendo indican una EQ baja. PERO (siempre hay un pero) se trata de un nivel fluctuante que puede aumentarse con algo de trabajo continuo.

Lo primero es saber qué es exactamente la Inteligencia Emocional.

INTELIGENCIA EMOCIONAL (EQ) - ¿QUÉ ES Y EN QUÉ SE DIFERENCIA DEL IQ?

Hay dos términos que se confunden muy a menudo: EQ e IQ. Este libro se va a centrar en la EQ, porque como alguien que tiene dificultades en situaciones sociales y con la comunicación en general, tu EQ es baja.

Ahora, antes de que te asustes, esto no significa que no seas inteligente. El IQ es una medida de la inteligencia, la EQ no. EQ significa inteligencia emocional. Es perfectamente posible que tengas un coeficiente intelectual extremadamente alto, que seas una persona extremadamente inteligente, pero que te cueste comunicarte con los demás y conectar, y que, por lo tanto, tu EQ sea baja.

Simplifiquemos este asunto. La Inteligencia Emocional no tiene que ver con tu inteligencia, sino con:

- Cómo reconoces las emociones en otras personas
- Cómo te conectas con los demás

- Cómo te comunicas con los demás
- Cómo entiendes y gestionas tu propia gama de emociones
- Cómo respondes a las situaciones de estrés y a los desafíos
- Cómo muestras empatía hacia otras personas
- Cómo manejas los conflictos.

La inteligencia emocional engloba todas estas cosas, pero es mucho más difícil de medir que el IQ. Si quieres saber cuál es tu coeficiente intelectual, puedes hacer fácilmente unos cuantos tests cognitivos y te harás una idea bastante aproximada de dónde te encuentras. En el caso de la Inteligencia Emocional, obtener una lectura real es casi imposible; en cambio, necesitas un instrumento medidor.

Como alguien que lucha con la comunicación, la socialización y a quien le cuesta establecer relaciones con otras personas debido a todo esto, tu EQ necesita un poco de entrenamiento. La buena noticia es que trabajar en tu Inteligencia Emocional te permitirá resolver todos los problemas de socialización y comunicación que te han frenado hasta ahora, pero también te ayudará a gestionar tus propias emociones y cómo respondes al estrés y a los disgustos. Serás más consciente, podrás vivir el momento en lugar de preocuparte por el pasado o el futuro y, como resultado, serás mucho más feliz.

¿Es el IQ más importante que la EQ? Para nada. Puedes ser inteligente, pero también puedes estar solo. Puedes ser la persona más inteligente que jamás haya pisado la tierra, estar destrozando exámenes a diestra y siniestra, pero ¿de qué sirve todo eso si no tienes vínculos con otras personas? ¿De qué sirve si no puedes hablar con los demás y construir amistades? ¿De qué sirve si no puedes compartirlo todo con las personas que forman parte de tu vida? Por esta razón, se podría argumentar, y mucha gente está de acuerdo, que la Inteligencia Emocional es mucho más importante en la vida de lo que jamás podría ser el Coeficiente Intelectual.

¿QUÉ SIGNIFICA TENER UNA ALTA INTELIGENCIA EMOCIONAL?

Entonces, ¿qué significa tener un alto nivel de Inteligencia Emocional? ¿Significa que siempre eres feliz, que nunca tienes problemas y que todo es de color de rosa? Por supuesto que no. La vida es difícil para todo el mundo de vez en cuando, pero cuando tu Inteligencia Emocional es más alta, puedes manejar los problemas con mayor facilidad y ver el lado más positivo de las cosas en lugar de asumir que el vaso está siempre medio vacío, o que siempre lo estará.

Ya he explicado lo que es la Inteligencia Emocional en términos de cómo te permite vivir tu vida, pero ¿qué beneficios claros aporta? ¿Qué obtendrás si dedicas tu tiempo y esfuerzo a aumentar tu nivel de Inteligencia Emocional? ¿Cómo resolverá tus problemas actuales?

Serás capaz de manejar el cambio de forma más positiva

Muchas personas luchan contra el cambio. No es ninguna sorpresa, el cambio es a veces difícil de manejar, pero ocurre a lo largo de la vida. Si a menudo te encuentras con el cambio y te hace sentir preocupado o incluso asustado, construir tu Inteligencia Emocional te ayudará con eso. Aprenderás a ver el cambio como algo positivo, como una oportunidad para construir algo nuevo, y responderás a él de forma más positiva en general, viendo las oportunidades que puede traerte.

Te resultará más fácil comunicarte y trabajar con los demás

En términos de la comunicación, la Inteligencia Emocional es vital. Esto funciona en muchos niveles diferentes, pero ser capaz de leer a los demás, empatizar y conectar significa que puedes comunicarte más eficazmente. La confianza aumenta de forma natural cuando el nivel de Inteligencia Emocional es más alto, lo que sin duda ayuda a la hora de comunicarse con otras personas, ya sea de forma individual o en grupo. Esto también significa que si estás trabajando con otras personas, quizás en una sesión de colaboración, te resultará más fácil exponer tus ideas y escuchar más eficazmente las de los demás.

Las conversaciones difíciles también serán mucho más fáciles

La Inteligencia Emocional te permite leer a otras personas y te da un casi sexto sentido para saber qué decir y qué no decir. Una vez más, gran parte de esto se reduce a la confianza y al conocimiento de uno mismo, algo que se vería muy beneficiado por una mayor Inteligencia Emocional. Siempre que te enfrentes a una conversación difícil, ya sea en tu vida personal o profesional, el desarrollo de tu Inteligencia Emocional te permitirá sortear los posibles obstáculos con facilidad, en lugar de tropezar y decir lo que no debes.

Reconocerás y empatizarás con los demás, construyendo relaciones

Si todavía te cuesta entender cómo la Inteligencia Emocional te ayudará con la comunicación y la socialización, el siguiente punto debería explicarlo. Cuando aumentas tu Inteligencia Emocional, eres capaz de entender lo que no se dice. Puedes leer el lenguaje corporal, escuchas las palabras que dicen otras personas, pero también escuchas lo que no se dice, como las señales no verbales, la velocidad del habla, el contacto visual, etc. Todo esto te ayuda a leer lo que las otras personas realmente quieren decir.

También notarás que tu nivel de empatía natural aumentará a medida que reconozcas las emociones de otras personas. Esto te permite construir naturalmente relaciones que se basan en la confianza, la comprensión y el cuidado: ¡el mejor tipo de relaciones!

Vivirás el momento

Un efecto secundario muy agradable de una mayor Inteligencia Emocional es la atención plena. Puedes trabajar para conseguir la atención plena como una vía para aumentar tu Inteligencia Emocional, pero esta viene casi de forma natural. Esto significa que eres capaz de permitir que las cosas ocurran en tu vida sin permitir que te dominen por completo. He mencionado la capacidad de lidiar con el cambio, pero es más que eso. Se trata de no vivir constantemente en el pasado ni preocuparse profundamente por el futuro. Vivirás el momento y tendrás una sensación de calma porque sabes que puedes manejar lo que la vida te depare. Es una sensación muy reconfortante.

Te resultará más fácil gestionar tus propias emociones

No solo reconocerás y leerás las emociones de los demás, sino que serás más consciente de las tuyas. Esta mayor conciencia de ti mismo te ayuda a gestionar tus emociones a medida que van fluyendo, evitando las acciones "en caliente" y ayudándote también a afrontar los problemas.

Las personas con una mayor Inteligencia Emocional son mejores y más eficaces a la hora de resolver problemas, simplemente porque no permiten que sus emociones las superen. Esto no quiere decir que nunca tengan emociones fuertes, sino que pueden reconocerlas y manejarlas con mucha más eficacia.

¿Ahora puedes ver por qué la Inteligencia Emocional es una parte tan importante de la solución a tu problema original?

LOS CINCO COMPONENTES DE LA INTELIGENCIA EMOCIONAL

El tema de la Inteligencia Emocional lleva mucho tiempo interesando a los investigadores, y se han identificado cinco categorías principales de Inteligencia Emocional. Estas son:

- Autoconciencia
- Autorregulación
- Motivación
- Empatía
- Habilidades sociales

Todo esto es de gran interés para ti también, dado que estás centrado en deshacerte de la timidez, aumentar tus habilidades sociales y permitirte ser un mejor comunicador.

Ser más consciente de ti mismo significa que puedes reconocer tus emociones y estados de ánimo, pero también significa que puedes leer cómo estos pueden estar afectando a otras personas a tu alrededor. Ser más consciente de uno mismo significa ser capaz de tomarse menos en serio, de no tomarse los errores tan a pecho y de ser más consciente de cómo te ven los demás.

La autorregulación está vinculada a la autoconciencia porque no se puede tener una sin la otra. La autorregulación significa que puedes controlar tus estados de ánimo y las acciones que pueden surgir como resultado, al tiempo que evitas actuar por impulso. Esto puede interpretarse como madurez emocional, y también tiene que ver con la forma en la que respondes a otras personas y a sus estados de ánimo. Por ejemplo, una persona que parece brusca y descortés no está necesariamente disgustada contigo, sino que está enfadada por otra cosa que le ocurre en su vida. La autoconciencia y la autorregulación te permiten ver esto y ajustar tu respuesta correctamente.

Otro elemento importante de la Inteligencia Emocional es la motivación, y esto es lo que te empujará a seguir aprendiendo y mejorando a lo largo de tu vida. Verás y aprovecharás las oportunidades que se te presenten, y la mejora de tus habilidades sociales también te traerá más oportunidades como resultado. Una persona con una mayor Inteligencia Emocional tomará la iniciativa y hará que algo suceda, en lugar de sentarse y esperar a que caiga en su regazo. También se trata de identificar lo que te impulsa en la vida: ¿es la adquisición materialista del teléfono más lujoso, o es el éxito y los logros en tu carrera o vida personal?

El siguiente componente es la empatía, y aquí es donde la comunicación pasa a primer plano. Cuando se tiene empatía, se es capaz de leer a otras personas y entender sus emociones, por lo que uno puede "ponerse en la piel del otro". Una persona con una alta Inteligencia Emocional, comprende a las personas y las situaciones de forma mucho más eficaz y esto le permite apoyar a quienes la rodean. Es una parte vital para desarrollar relaciones y comunicarse con los demás.

Por último, tenemos las habilidades sociales.

Antes he mencionado la capacidad de leer el lenguaje corporal, el habla, la escucha, las señales no verbales, etc. Todo esto es vital para la comunicación y la socialización. Esto te ayuda a desarrollar y mantener relaciones, a la vez que te permite tener cierta facilidad en las conversaciones. La empatía también está relacionada con esto, ya que puedes encontrar cosas en común con otras personas y dialogar a partir de ahí. La Inteligencia Emocional potencia tus habilidades comunicativas, permitiéndote ser un buen conversador, a la vez que un líder cuando sea necesario. Significa que puedes adaptar tu enfoque a la situación en la que te encuentres, lo que te aportará muchos beneficios en todos los ámbitos de tu vida.

CÓMO IDENTIFICAR TU NIVEL DE INTELIGENCIA EMOCIONAL

El siguiente paso lógico de la lectura de este capítulo va a ser el deseo de conocer tu propio nivel de Inteligencia Emocional. Como he mencionado antes, no es tan fácil medir la Inteligencia Emocional como el Coeficiente Intelectual. Sin embargo, puedes tener una idea general y hay algunas pruebas que puedes hacer que te permitirán tener cierta noción de cuánto trabajo tienes que hacer para aumentar tu propio nivel de Inteligencia Emocional con el tiempo.

No tienes que hacer un test lleno de preguntas de opción múltiple para tener esta respuesta, puedes ser más consciente de tus propias acciones y de cómo interactúas (o cómo no interactúas) y eso te dará también un buen indicador de tu nivel de Inteligencia Emocional. Para ayudarte con esto, vamos a identificar algunos signos muy comunes de una baja Inteligencia Emocional. Si los notas con regularidad, ¡esa es tu respuesta!

- Te cuesta comunicarte con los que te rodean
- A menudo sientes que has fracasado si alguien te critica o te da una orientación constructiva
- Te sientes avergonzado si alguien señala algo que has dicho o hecho
- Te tomas tus propios errores, ya sean grandes o pequeños, muy a pecho
- Te gusta tener la razón, y luchas cuando alguien te dice que posiblemente no la tengas
- Te cuesta leer a los demás y no sabes por dónde empezar con el lenguaje corporal
- Sueles pasar por alto las señales de que quienes te rodean están pasando por un momento difícil
- A menudo no estás seguro de qué decirle a alguien que está molesto o enfadado
- A menudo culpas a otras personas de los problemas, en lugar de entender tu propio rol

- Tus fuertes emociones hacen que tus días sean inestables e impredecibles
- Sueles darle demasiadas vueltas a las cosas y siempre saltas al peor escenario posible
- Te resulta muy difícil afrontar los cambios
- Tienes rabietas o arrebatos emocionales de los que luego te sientes avergonzado o apenado
- Te cuesta dejar entrar a otras personas a tu vida y, en consecuencia, te resultan muy difíciles las relaciones.

Esta no es una lista completa, porque el ámbito de la Inteligencia Emocional es muy amplio. Sin embargo, si puedes asentir a varias de estas cosas de forma habitual, entonces tienes trabajo por hacer. Pero no te preocupes, de eso trata el resto del libro. Tener una baja Inteligencia Emocional no es un signo de fracaso o de algo malo en ti, es simplemente una señal de que necesitas centrarte en mejorar tu vida. Al hacerlo, obtendrás grandes beneficios y serás mucho más feliz.

Si prefieres hacer un examen, hay varios que puedes consultar. El más común es el MSCEIT, o Test de Inteligencia Emocional Mayer-Salovey-Caruso. Se tarda algo más de media hora en completarlo y abarca 141 preguntas. Las áreas que abarca son la percepción de las emociones, la comprensión de las emociones, la facilitación de los pensamientos y la gestión de las emociones.

Tanto si quieres una puntuación real con la que trabajar como una idea de que hay trabajo por hacer, el resultado será el mismo. Trabajar en tu Inteligencia Emocional nunca es una pérdida de tiempo. Significa que conseguirás tu objetivo general: mejorar tus habilidades de comunicación, deshacerte de la timidez y ser capaz de socializar más fácilmente. El contenido de este libro trabajará para aumentar tu Inteligencia Emocional de forma natural, pero ser consciente de ello y entender que la Inteligencia Emocional es un componente vital de una vida sana y feliz, significa que ya estás en el camino correcto.

CÓMO MEJORAR TU INTELIGENCIA EMOCIONAL

Entonces, ¿qué puedes hacer para aumentar tu Inteligencia Emocional?

A menudo, ser consciente de un problema significa estar más centrado en solucionarlo. El simple hecho de ser consciente de que tienes un problema de baja Inteligencia Emocional significa que estarás más atento a la hora de reconocer tus emociones y comprender a los demás. Esto hace que tu atención se dirija hacia el exterior, y ese es un gran primer paso.

El contenido de este libro te ayudará a aumentar tu Inteligencia Emocional, pero si quieres algunas ideas específicas sobre qué más puedes hacer para aumentar tu nivel, hay mucho que sugerir.

Utiliza la atención plena para gestionar las emociones

Una característica clave de la Inteligencia Emocional es poder reconocer y gestionar las emociones. La atención plena es una forma ideal de hacer todo eso. Se trata de un proceso para estar más "en el momento". Cuando practicas la atención plena, permites que el cambio se produzca sin preocuparte por él, no piensas en lo que no se puede cambiar o controlar, y no te preocupas por lo que está por venir. Es una sensación de calma y serenidad que cambiará tu vida.

La atención plena puede practicarse de muchas maneras diferentes, pero la meditación es el punto de partida ideal. Mantener la mente en el aquí y el ahora puede ser muy difícil al principio, pero sigue con ello. Al hacerlo, podrás ser más consciente de tus emociones, podrás reconocerlas, entender si te son útiles o no, y aprenderás a darte un momento para controlar las emociones crecientes, antes de actuar por ira, disgusto, celos, etc. Esta es también una buena manera de evitar que todo tu día se descarrile por un breve estallido de emociones intensas.

Intenta centrarte en la empatía

La comunicación y la creación de relaciones requieren empatía. Sé consciente (aquí está esta palabra de nuevo) de las otras personas y de lo que pueden estar atravesando. Fíjate en el lenguaje corporal, intenta leer si alguien oculta algo, comprueba si mantiene el contacto visual, escucha sus palabras e intenta analizar cómo habla en lugar de dejar que las palabras entren por un oído y salgan por el otro.

Intenta ponerte en el lugar de los demás y entiende que cada uno está librando sus propias batallas. Al hacerlo, aumentarás tu nivel de empatía y, como resultado, te resultará mucho más fácil conectar con quienes te rodean. De este modo, se consiguen relaciones reales y duraderas.

Comprende tus desencadenantes emocionales

Todo el mundo tiene un conjunto de desencadenantes emocionales personales, pero la clave está en saber cuáles son y, a continuación, minimizar su impacto en ti, evitarlos por completo o afrontarlos y superarlos. Entonces, ¿cuáles son tus desencadenantes emocionales? ¿Qué cosas, personas o situaciones te sacan de quicio y te hacen sentir de una manera determinada? No tiene por qué ser la ira, aunque es la emoción más común que provoca malas acciones. Puede ser el enfado, la tristeza, los celos, el arrepentimiento, básicamente cualquier emoción negativa.

Es una buena idea llevar un diario para ayudarte a identificar tus desencadenantes. Repasa el día y anota cualquier emoción fuerte que hayas sentido, incluyendo lo que estaba ocurriendo en ese momento, en qué estabas pensando o con qué/quién te encontraste. Probablemente empezarás a ver patrones que surgen con el tiempo y, una vez que tengas esa información, podrás trabajar para evitar que ese desencadenante siga teniendo tanta fuerza sobre ti.

Desarrolla una actitud positiva

La positividad cambiará literalmente tu vida. Las personas con una baja EQ suelen tener una actitud negativa por defecto, pero eso se puede cambiar. Prueba reformular las cosas. Se trata de una técnica de terapia cognitiva-conductual que se utiliza en diversas situaciones.

Cada vez que reconozcas que un pensamiento negativo entra en tu mente, detente, reconócelo y sustituye ese pensamiento por algo positivo. Repítelo y mantenlo, hasta que tu cerebro reconozca lo positivo antes que lo negativo.

Por ejemplo, si piensas "odio la lluvia", reconócelo como un pensamiento negativo y sustitúyelo por "el jardín necesita la lluvia". Si piensas "Susana parece estar siempre enfadada conmigo", sustitúyelo por "tengo que entender a Susana un poco mejor".

No ocurrirá de la noche a la mañana, pero pronto notarás los primeros brotes de una mentalidad más positiva.

Gestiona tu tiempo de forma más eficaz

La gestión del tiempo y la gestión del estrés van de la mano. Una persona con una alta Inteligencia Emocional maneja el estrés con eficacia, pero tampoco se esfuerza por ponerse en situaciones estresantes. No puedes evitar todo el estrés, porque forma parte de la vida, pero puedes hacer lo posible para gestionar tu tiempo y sentirte más en control.

Intenta escribir una lista de objetivos que quieras alcanzar ese día en particular y trabaja para tacharlos de tu lista. Prueba técnicas específicas, como el método Pomodoro, que te permite trabajar en períodos cortos y puntuales, junto con breves descansos para refrescar tu mente. Haz una lista de las tareas prioritarias que debes realizar cada día y trabaja para conseguirlas. Cuanto más controlado y organizado te sientas, menos estrés encontrarás.

REFLEXIONES SOBRE EL CAPÍTULO

Este primer capítulo ha sido una introducción al complicado pero fascinante mundo de la Inteligencia Emocional. Estás intentando mejorar tus habilidades de comunicación y convertirte en un maestro de la socialización, pero no puedes hacer nada de eso si no entiendes el papel que juega la Inteligencia Emocional en tu vida.

Trabajar en la mejora de tu Inteligencia Emocional significa que te estás centrando en leer a otras personas de una manera más efectiva. Tus habilidades de comunicación mejorarán a medida que desarrolles una visión más empática hacia los demás, y te sentirás más seguro con cada pequeño éxito.

Cambiar algo de ti a un nivel profundo suele significar ahondar en áreas de la vida que no crees que tengan tanta relación entre sí. Sin embargo, la Inteligencia Emocional y tus objetivos generales a futuro están tan estrechamente relacionados que es vital comprender el tema.

Piensa detenidamente en tu propio nivel de Inteligencia Emocional y, si quieres hacer un test formal, hazlo. La conclusión es que, con o sin test, tienes que trabajar en tu Inteligencia Emocional si quieres convertirte en un mejor comunicador. No se trata solo de lo que dices, sino de cómo lees a los demás y cómo reaccionas ante ellos: las conversaciones son cosa de dos y, si conectas con los demás más profundamente, te resultará mucho más fácil aprender más sobre ellos y comunicarte de forma más natural.

2

LAS HABILIDADES SOCIALES SON IMPORTANTES PARA EL ÉXITO EN LA VIDA

En todas las situaciones que te encuentres en la vida, tendrás que utilizar tus habilidades sociales.

Tendrás que comunicarte con la gente, tendrás que evaluar las situaciones, leer el lenguaje corporal y también tendrás que aprovechar los demás aspectos de la Inteligencia Emocional, de los que hablamos en el capítulo anterior. Todo el mundo tiene habilidades sociales, no naces con una capacidad nula para comunicarte de alguna manera con otras personas, pero la calidad varía de un caso a otro.

Por ejemplo, puedes conocer a alguien que es fantástico comunicándose. No le importa no conocer a la persona, no tiene problemas de timidez, tiene bastante confianza en sí mismo y es ruidoso y orgulloso. Se trata de alguien con habilidades sociales muy afinadas, quizás un poco más allá del extremo de la escala si es súper ruidoso o un pelín demasiado confiado.

También conocerás a personas que utilizan bien sus habilidades sociales, pero que creen que también necesitan mejorar. Nadie es perfecto y todos podemos mejorar.

Es posible que te sitúes en esa categoría o que sientas que tus habilidades sociales necesitan un buen trabajo. No importa cuál sea tu punto de partida, se trata de que te esfuerces por mejorar las cosas. Parte de ello consiste en entender por qué las habilidades sociales son una parte tan importante de la vida.

Sí, se trata de comunicarse con otras personas, pero no se trata solo de escuchar las palabras y tomarlas al pie de la letra. Tampoco se trata solo de hablar. La gente dice cosas que no quiere decir cuando intenta ocultar sus verdaderas emociones, tú incluido. Unas habilidades sociales bien afinadas te permiten profundizar un poco más y descubrir lo que realmente está pasando. También se trata de expresar tus necesidades y preocupaciones y ser capaz de leer a los demás con eficacia.

Por supuesto, las habilidades sociales también tienen que ver con las señales no verbales, como las expresiones faciales y el lenguaje corporal. Tener unas buenas habilidades sociales significa que puedes transmitir lo que quieres decir de forma correcta, sin malentendidos ni preocupaciones.

Si recuerdas el capítulo anterior sobre la inteligencia emocional, verás cómo todo esto se relaciona en un círculo gigante. Ser un buen comunicador significa que tu Inteligencia Emocional es más alta automáticamente, y tener una Inteligencia Emocional alta te da la confianza necesaria para poder decir lo que piensas, buscar el verdadero significado de las palabras de alguien, al ser capaz de leerlas correctamente, y te permite controlar tus emociones y evitar esos arrebatos emocionales que, de otro modo, amenazarían tu día y podrían ponerte en conflicto con alguien cercano a ti.

En este capítulo, voy a insistir un poco más en la importancia de las habilidades sociales. No puedes tener éxito o ser totalmente feliz en la vida sin tener unas habilidades sociales de calidad. Sin ellas, te perderás muchas cosas en gran medida. Espero que, al mostrarte la importancia de estas habilidades, te sientas aún más motivado para seguir adelante y mejorar tu situación.

¿POR QUÉ SON IMPORTANTES LAS HABILIDADES SOCIALES? LAS 3 VERDADES SORPRENDENTES

La sorprendente verdad es en realidad esta afirmación: sin unas habilidades sociales de calidad, no puedes tener éxito en la vida, ni profesional ni personalmente. Siempre habrá algo más que podrías haber hecho, cosas que desearías haber dicho, un problema que se te escapó por completo o algo que supuso un gran bloqueo para seguir adelante y lograr lo que soñabas. Vivirás tu vida lamentándote, con el "qué hubiera pasado si" acechando. La vida con una pregunta así no es divertida.

Entonces, ¿cuáles son las tres verdades sorprendentes sobre las habilidades sociales?

#1 Los empleadores siempre buscan empleados con buenas habilidades sociales

Por muy cualificado que estés para el puesto, si te enfrentas a alguien que tiene excelentes habilidades sociales y puede comunicarse de forma más articulada y clara, es probable que consiga el trabajo antes que tú. Podrías haber arrasado en la entrevista, haber hecho una presentación fantástica, pero las habilidades sociales superiores de la otra persona le darán una ventaja que tú no podrás superar.

Todos los días en el lugar de trabajo te vas a encontrar con problemas, quejas, oportunidades de colaboración y posiblemente incluso conflictos. Las buenas habilidades sociales te permiten atravesar cada una de esas situaciones.

Para mí, hablar en una reunión siempre fue algo que me llenaba de temor. Tenía una visión en mi mente de hablar en voz alta, y mi voz sonaba apagada y chillona, o incluso chirriante. La gente se reía y me pedía que repitiera, y al hacerlo, simplemente me exigían "¡más alto, chico!". Puedo sentir la humillación, aunque la situación nunca me haya ocurrido realmente. Ese es un ejemplo de malas habilidades sociales y, aunque ciertamente he mejorado desde entonces, todavía me detengo un segundo cuando estoy en una reunión y permito que ese miedo se manifieste, antes de darme cuenta de que si quiero seguir ganando, tengo que apartarlo.

No importa si tienes más talento que el resto de las personas de tu oficina, si te cuesta comunicar, si tienes una baja Inteligencia Emocional y te cuesta colaborar y no puedes expresarte de la manera que te gustaría, nunca vas a llegar a tus máximas aspiraciones profesionales. Todos los estudios y la formación no habrán servido para nada porque, al fin y al cabo, lo más importante es lo básico. Los empleadores siempre buscarán a alguien que tenga grandes habilidades de comunicación: a menudo está en la descripción del puesto.

#2 Las buenas habilidades sociales amplían tu red de contactos

Es lógico que si eres capaz de socializar y comunicarte bien, vas a tener más amigos, más conexiones y grandes oportunidades para hacer contactos. Las oportunidades de negocio pueden aparecer en cualquier momento; puedes estar en una fiesta y un amigo cercano te presenta a alguien que conoce. Antes de que te des cuenta, estarás hablando de una empresa conjunta que podría aportarte una gran riqueza y futuras oportunidades de crecimiento. La mayoría de las veces es así de sencillo.

Sin embargo, si te falta confianza y tus habilidades sociales necesitan ser mejoradas, este tipo de oportunidades a menudo se te escaparán.

A menudo se piensa que el *networking* es algo que se hace con tarjetas de presentación en la mano, pero la verdad es que, cada día que hablas con alguien nuevo, básicamente estás haciendo *networking*. Si le hablas a alguien de lo que haces para ganarte la vida, estás haciendo *networking* sin darte cuenta. Tener las habilidades sociales necesarias para salir a la calle y aprovechar las oportunidades significa que tu éxito personal general, sea lo que sea para ti, se alcanzará. Si te faltan habilidades sociales, siempre vas a estar deseando más.

Desde un punto de vista personal, tener buenas habilidades sociales significa que tendrás un círculo más amplio, o que desarrollarás relaciones más estrechas con quienes te rodean. Puede que las personas con las que te ríes y socializas no sean tus mejores amigos, pero puedes hablar, charlar, reír, bromear y, básicamente, pasar un tiempo valioso. Esto requiere habilidades sociales.

¿Te das cuenta de que casi todo lo que haces en la vida requiere habilidades sociales en algún grado? Incluso el envío de un correo electrónico requiere habilidades sociales; puede que no estés hablando con la persona, pero te estás expresando con palabras, que tienen que ser cuidadosamente elaboradas para asegurar que el mensaje se transmita correctamente, sin ofender, sin sonar fuera de lugar o quizás sin conocimiento. Todo requiere habilidades sociales en cierta medida, y cuando careces de ellas, o tienes un nivel bajo, todo va a fallar, dejándote con una sensación de insatisfacción y absoluta frustración.

#3 Las habilidades sociales te dan una mejor calidad de vida

Sentirte libre para hablar, con la suficiente confianza para decir lo que piensas y no tener que preocuparte por decir algo incorrecto se siente fantástico. No se trata solo de tener esas conexiones que acabo de mencionar, sino de que tu vida en general sea mejor.

Un buen círculo social significa más diversión. Las relaciones estrechas significan que estás apoyado y seguro. Ser capaz de estar ahí para los que te rodean te hace sentir bien. La confianza en ti mismo para decir lo que piensas y exponer tus puntos de vista te ayuda a reforzar tu autoestima y, cuando esta es alta, casi todo es posible.

Cuando tengas habilidades sociales de alto nivel, cuando tu EQ sea alta, tendrás una calidad de vida mucho mejor en general. Se acabó la ansiedad paralizante, la timidez, el rechazar citas y fiestas porque te preocupa entrar en la habitación solo, y se acabó la lucha por encontrar tu voz. Todo eso es cosa del pasado y lo que queda es un lienzo relajado, tranquilo, libre y feliz en el que puedes dibujar la vida que realmente quieres, y luego seguir adelante y crearla.

CONQUISTA LA SOCIALIZACIÓN CON ESTAS 4 HABILIDADES

En el próximo capítulo, voy a profundizar en las habilidades que puedes utilizar para aumentar tu Inteligencia Emocional y, por lo tanto, la calidad de tus habilidades sociales; sin embargo, en esta sección, voy a presentártelas brevemente. Al comprender por qué son importantes las habilidades sociales, puedes avanzar para empezar a aumentar tus propios niveles, pero debes conocer el trabajo que tienes por delante.

Hay ciertas cosas que puedes hacer cada día, habilidades que puedes utilizar en tu vida cotidiana que te darán una gran ventaja. Muy pronto, estas cosas se convertirán en una segunda naturaleza para ti, y las realizarás casi sin ningún tipo de pensamiento. Cuando llegues a ese punto, también podrás darte una palmadita en la espalda porque eso es un verdadero progreso.

Entonces, ¿qué cuatro habilidades puedes utilizar en tu vida diaria que te llevarán a conquistar el arte de la socialización?

La empatía

En nuestro capítulo anterior, hablamos de la Inteligencia Emocional y mencionamos la capacidad de ponerte en el lugar de otra persona. A esto se le llama empatía y, si aprendes el arte de la empatía y lo incorporas a tu rutina diaria, serás capaz de entender a otras personas de forma mucho más eficaz.

Se trata de saber qué necesita alguien para sentirse lo suficientemente cómodo como para abrirse, de saber que debes tratar a los demás como te gustaría que te trataran a ti, y te permite escuchar adecuadamente y comprender a las personas realmente en su esencia. Como ves, socializar no es solo hablar, sino también comprender.

La escucha

Podrías pensar que escuchar es algo súper fácil de hacer. Sin embargo, se trata de una habilidad que la mayoría de la gente no logra realizar con eficacia. Escuchar no es simplemente oír las palabras y dejar que entren por un oído, pasen un poco de tiempo en tu cerebro y luego salgan por el otro. Se trata de escuchar *de verdad*. Se trata de sintonizar con lo que se dice y lo que no se dice. Se trata de leer el lenguaje corporal, de evaluar la forma en la que alguien habla y de que los demás sepan que estás escuchando de verdad, ya que eso les animará a abrirse.

La cooperación

En el mundo moderno es muy raro que trabajemos solos, y es mucho más probable que te pidan que trabajes en equipo en algún momento. Esto requiere un tipo de habilidades específicas y también implica comprender plenamente lo que se espera de ti y cuál es tu papel dentro de ese equipo.

Los equipos tienen un objetivo común que alcanzar y, para lograrlo, las personas tienen que trabajar bien juntas, ser capaces de superar los malentendidos y los problemas y centrarse en ese objetivo común por encima de todo. De nuevo, no te preocupes demasiado en este momento por los detalles de cómo desarrollar estas habilidades, ya que vamos a explorar eso con mucho más detalle en breve. Por ahora, simplemente entiende que estas habilidades son muy útiles en tu vida diaria y te ayudarán a convertirte en un mejor comunicador y socializador, mientras alcanzas tus objetivos en la vida.

La positividad

¿Cómo te ayuda la positividad en la socialización? La Inteligencia Emocional y la positividad van de la mano, pero seamos sinceros, la mayoría de la gente prefiere estar rodeada de gente positiva que de gente negativa. Esto puede ser tan simple como los modales básicos, como recordar decir "por favor", "gracias", "buenos días", etc.

Lo básico realmente te lleva lejos. Y nunca subestimes el poder de los modales. La mayoría de las personas determinan si les gusta alguien basándose firmemente en lo educado que es y en cómo utiliza sus modales; es una señal de decencia, y cuando recuerdas este hecho, a la vez que sigues adelante con una actitud positiva, te sorprenderá lo fácil que es trabajar con la gente. De nuevo, la gente responde mucho mejor a la positividad.

Profundizaremos en estas habilidades en el próximo capítulo, pero ya ves que desarrollar tus habilidades sociales no es algo totalmente descabellado, sino que se trata más bien de conocer los fundamentos y avanzar, al tiempo que construyes tu confianza hasta el punto de sentirte mucho más cómodo al ir más allá de tu zona de confort actual. La timidez no tiene por qué ser una barrera que te frene a lo largo de tu vida, sino que puede ser algo que superes y que te permita avanzar hacia cosas más grandes en la vida.

REFLEXIONES DE LOS EXPERTOS SOBRE LAS HABILIDADES SOCIALES

No te fíes solo de mi palabra, todos los expertos coinciden en que las habilidades sociales son una parte fundamental e integral de la vida.

Los humanos somos seres sociales. Ansiamos la unión y la comodidad, y para conseguirlo, tenemos que pedir lo que necesitamos, y también tenemos que darles esas cosas a otras personas. ¿Cómo lo haces? A través de tus habilidades sociales.

Sin embargo, vivimos en una era digital y muchas veces las personas, especialmente los adultos jóvenes, se comunican a través de las redes sociales y las aplicaciones de mensajería en lugar de hablar con la gente en persona. Esto puede ser muy perjudicial, y estamos viendo un aumento de los niveles de ansiedad y depresión entre los jóvenes, que se cree que está relacionado con esta menor socialización.

Cuando socializamos con otras personas de forma regular, aumentamos nuestro nivel de Inteligencia Emocional, mostramos nuestra empatía y desarrollamos esta habilidad a un nivel superior, y comprendemos mucho más. Entendemos los puntos de vista de otras personas y ellas entienden los nuestros; podemos mantener conversaciones constructivas sobre puntos que pueden ser conflictivos y desarrollar una comprensión más profunda, todo esto al tiempo que abrimos nuestras mentes a nuevos enfoques e ideas diferentes. Tener un alto nivel de Inteligencia Emocional y unas habilidades sociales de alta calidad significa tener una mentalidad más abierta y ser más agradable con los puntos de vista de los demás, y eso nunca puede ser malo.

Los expertos también están de acuerdo en que las habilidades sociales pueden, literalmente, hacer o deshacer un negocio. En el mundo de los negocios, a menudo los pequeños detalles son los que determinan si un acuerdo sale adelante o no. Un pequeño malentendido puede arruinar por completo un acuerdo fantástico, y cuando las habilidades sociales no están a la altura, es muy fácil decir algo incorrecto sin querer, quizás sin entender cómo la otra persona puede percibir lo que estás diciendo.

Al fin y al cabo, los seres humanos necesitan esas interacciones sociales clave en la vida, ya sea a nivel personal o profesional. Cuando tus habilidades sociales son de alta calidad, es mucho más fácil salir y conocer gente nueva, explicar tus necesidades a los que te rodean y profundizar en las amistades y relaciones con las personas que ya están en tu vida. Esto simplemente hace que la vida sea mejor y más feliz. Es tan sencillo como eso.

Sin esas conexiones estrechas, tu vida siempre estará al margen y a tus relaciones personales siempre les faltará algo. Desarrollar relaciones estrechas con otras personas depende de las habilidades sociales, y eso es algo en lo que todos los expertos están de acuerdo tras años de investigación y estudios.

Solo por estas razones, y por muchas más, centrarte en superar tus pensamientos autolimitantes, en entender tus puntos débiles y superarlos, mientras dejas de lado la timidez, es algo en lo que deberías centrar tu tiempo y atención.

REFLEXIONES SOBRE EL CAPÍTULO

Las habilidades sociales son muy importantes para la vida, y no solo en lo que respecta a tu éxito, sino que también en la forma en la que desarrollas relaciones con otras personas. Cuando conectas con los demás, la vida es más satisfactoria y tienes ese importantísimo círculo de apoyo a tu alrededor. No puedes conocer a otras personas y crear esas conexiones sin utilizar tus habilidades sociales desde el principio.

En este capítulo hemos destacado la importancia de las habilidades sociales y por qué las necesitas para tu vida personal y profesional. Utiliza esta información como trampolín hacia tu propio éxito en el dominio de la comunicación y la mejora de tus habilidades. Ahora que sabes por qué son importantes y los fundamentos en los cuales basarte, deberías sentirte motivado para realizar los cambios más importantes.

3

LOS DESAFÍOS ENCONTRADOS - ¿QUÉ TE IMPIDE SOCIALIZAR?

T us razones personales para tener problemas con la socialización pueden ser completamente diferentes a las de cualquier otra persona que lea este libro, pero es importante que identifiques cuáles son. Sin saber realmente lo que necesitas hacer, ¡estás trabajando a ciegas!

En mi caso, era el miedo a decir lo que no debía, a avergonzarme y a fracasar. Por supuesto, todo eso se debía a la timidez, pero quizá la timidez no sea tu problema.

En este capítulo voy a hablar de tus propios bloqueos, de los muros que subconscientemente te impiden acercarte a los demás y socializar. Puede que pienses que es una afirmación dura porque no estás haciendo nada de esto a propósito, pero sin siquiera darte cuenta, estás permitiendo que tus miedos y tus creencias limitantes se interpongan en tu camino. La clave es saber cuáles son y aprender a superarlos.

Afortunadamente, ¡los consejos de este libro te van a dar muchos trucos para conseguirlo!

¿CUÁLES SON TUS BARRERAS MENTALES PERSONALES?

La timidez y la ansiedad social son dos posibles obstáculos que te impiden socializar, pero no son las dos únicas opciones. Podría ser que tengas un bloqueo mental muy diferente que simplemente necesita ser derribado para lograr una mejora importante en tu vida.

Veamos algunas barreras comunes que pueden interponerse en tu camino para socializar:

- **Sacar conclusiones precipitadas** - Si alguien tiene tendencia a sacar conclusiones precipitadas sin escuchar completamente lo que la otra persona está diciendo, esto representa una enorme barrera para la comunicación. Formular juicios prematuros significa que no estás presente en el momento, y la otra persona se va a sentir no escuchada y no tomada en serio.
- **Falta de concentración y baja capacidad de atención** - La incapacidad de prestar atención durante demasiado tiempo también puede ser una barrera para la comunicación y puede ser algo que afecte la capacidad de una persona para utilizar sus habilidades sociales de la mejor manera posible. Esto puede deberse a varias razones. Alguien que padece TDAH puede tener dificultades para prestar atención durante demasiado tiempo; por lo tanto, si una

persona tarda demasiado en ir al grano, quien padezca TDAH no podrá escuchar durante todo el tiempo que le gustaría.

- **Barreras lingüísticas** - La barrera del idioma es un gran problema en sí mismo porque da paso a malentendidos y a que se levante un gran muro entre ambas partes. También puede darse el caso de que, al comunicar un mensaje, este pierda su credibilidad y significado y, por lo tanto, se erosione su calidad.

- **Falta de confianza** - La comunicación no tiene espacio para la desconfianza, y si una de las personas que se comunica no confía en la otra, va a haber una enorme barrera en el camino. Esto significa básicamente que una de las partes presta muy poca atención a lo que la otra persona está diciendo y también podría significar que no cree en lo que está diciendo. Como resultado, la credibilidad de la conversación es nula.

- **Las emociones del día** - Cómo se siente una persona en un día determinado puede afectar en gran medida la manera en la que responde a los demás y cómo se comunica en general. Si alguien se siente enfadado por algo que ha sucedido antes en el día, puede ser fácilmente cortante con la persona con la que está hablando, aunque no tenga nada que ver con el tema. Eso puede generar una mayor probabilidad de malentendidos o que la otra persona sienta que tal vez está enfadada con ella. Eso es solo un ejemplo; sin embargo, cómo se siente alguien, así como su estado emocional general, puede causar un gran bloqueo de la comunicación. Los grandes comunicadores intentan no dejar que sus emociones se interpongan en su forma de hablar a la gente, pero a veces es más fácil decirlo que hacerlo. Por supuesto, aquí también entra en juego la Inteligencia Emocional.

Como puedes ver, no siempre es la timidez o la ansiedad social lo que hace que una persona tenga problemas con la comunicación y sus habilidades sociales en general. Una persona que tiene problemas con su salud mental, en general, sin duda encontrará que su capacidad para socializar se reduce, simplemente porque su enfoque se ve afectado. Si alguien está luchando con la ansiedad, eso podría hacer que se vuelva temeroso o incluso paranoico sobre las intenciones de aquellos con los que está hablando, lo que lleva a la desconfianza mencionada anteriormente.

Es importante determinar cuál es tu barrera particular. Si es la ansiedad social o la timidez, es algo que vamos a analizar con más detalle en breve, pero piénsalo bien porque no siempre son las dos únicas opciones que tienes. Cuando sepas cuál es el problema, tendrás más información para derribar esa barrera.

TIMIDEZ Y ANSIEDAD SOCIAL: ¿EN QUÉ SE DIFERENCIAN?

Muchas personas agrupan la ansiedad social y la timidez en la misma categoría, pero en realidad son dos situaciones claramente diferentes y merecen ser separadas.

Muchas personas con ansiedad social van por la vida pensando que son tímidas, pero en realidad este es un escalón más en la escala y se considera un trastorno psiquiátrico. La buena noticia es que si tú sufres de ansiedad social, puedes ser tratado con terapia cognitiva conductual, sin embargo, reconocer la condición es el primer paso.

La timidez es sentirse preocupado y temeroso en situaciones sociales. La ansiedad social es sentir pánico y miedo a otro nivel. Las condiciones son tan similares que es difícil explicarlas con una separación real, pero realmente se reduce a la gravedad de los efectos que las diferencian.

La mejor manera de explicar la timidez es decir que es un rasgo de la personalidad. A la mayoría de las personas tímidas no les gusta ser el centro de atención, y si tienen que asistir a un evento social en el que va a haber cualquier tipo de atención sobre ellas, se vuelven temerosas y preocupadas. Sin embargo, la timidez no suele ser debilitante, aunque puede frenar tu vida si se lo permites.

Por otro lado, la ansiedad social es un asunto mucho más serio. Una persona con ansiedad social tendrá un nivel de angustia completamente diferente al de una persona con timidez cuando se enfrente a una situación que le haga ser el centro de atención, e incluso cuando no sea el centro de atención. Esto puede significar que esta persona evite por completo las situaciones sociales para intentar sentirse mejor. Se puede entender por qué esto sería perjudicial, ya que ya hemos establecido que los seres humanos necesitan tener interacciones sociales para prosperar, pero también para tener cualquier cantidad de éxito personal o profesional en la vida. Además, la ansiedad social puede hacer que una persona piense que está siendo juzgada en todo momento, o incluso observada. Esto puede mermar no solo su confianza, sino también su salud mental.

Los principales síntomas de la ansiedad social son:

- Ritmo cardíaco acelerado
- Sensación de náuseas
- Temblores
- Sudoración excesiva
- Enrojecimiento facial
- Dificultad para decir las palabras
- Autoconciencia extrema
- Miedo a ser juzgado
- Evitar cualquier tipo de situación social.

Sin embargo, no hay que restar importancia a la timidez. Sí, es menos grave que la ansiedad social, pero aun así puede desempeñar un papel importante a la hora de hacer que una persona evite cualquier tipo de socialización y dañe gravemente su calidad de vida.

3 TRUCOS PARA SUPERAR LA ANSIEDAD Y LA TIMIDEZ

Superar la ansiedad y la timidez requiere ciertamente tiempo y esfuerzo. No importa lo que intentes, no va a funcionar de la noche a la mañana. Eso es algo para lo que debes estar preparado. Es fácil empezar algo y asumir que vas a ver el cambio de la noche a la mañana, pero te decepcionarás. La clave para superar la ansiedad y la timidez es salir de tu zona de confort, enfrentarte a los miedos en lugar de huir de ellos, y todo esto lleva tiempo. Sin embargo, es un tiempo bien empleado, eso es seguro.

En esta sección, vamos a hablar de tres trucos específicos que puedes poner en práctica con regularidad, y que te permitirán desarrollar tu nueva inmunidad a la ansiedad y la timidez.

No huyas del miedo, enfréntalo

Cuando tienes miedo a algo, el primer instinto que tienes es huir de ello. Es una reacción normal porque no quieres tener que enfrentarte al problema en sí. ¿Por qué ibas a querer hacerlo? Es doloroso y te hace sentir mal. Sin embargo, si huyes de tus miedos constantemente, descubrirás que empiezan a poseerte. ¿Cómo puedes superar algo si simplemente huyes de ello cada vez que asoma su fea cabeza?

El problema con la timidez y la ansiedad social es que el miedo que tienes no es realmente racional. Para ti es muy real, para mí lo era, pero en realidad, cuando miras atrás, te preguntas por qué tenías miedo. A menudo me siento así ahora. En esa época, me aterraba hablar en las reuniones. Hacía todo lo que podía para evitarlo, incluso intentaba ocuparme de tomar notas y parecer ocupado, pero ¿esconderme me ayudó a superar ese miedo? Para nada. En todo caso, lo hizo crecer. Ahora miro atrás y no puedo creer que tuviera tanto miedo. Claro, todavía no me gusta hablar en las reuniones, no es lo que más me gusta en el mundo, pero ya no tengo miedo. Si digo algo incorrecto, no me retraigo por vergüenza, sino que me río de mí mismo.

Si yo puedo hacerlo, tú también puedes.

Enfrentarte a tus miedos no es fácil, pero cuanto más te expongas a ellos, menos poder tendrán sobre ti y menos miedo tendrás.

Paso 1 - Reconocimiento

Lo primero que tienes que hacer es reconocerlo. ¿A qué le tienes miedo? ¿Qué es exactamente? Dale un nombre. Sé tan específico como puedas cuando te lo reconozcas a ti mismo y, si te ayuda, escríbelo.

"Me da miedo ponerme delante de un grupo de personas y hablar".

Luego di por qué tienes miedo.

"Tengo miedo de que se me quiebre la voz y se rían de mí".

Sea lo que sea, dilo.

Paso 2 - Desafía tus ideas

¿Por qué crees que alguien se reirá de ti si se te quiebra la voz? ¿Por qué crees que debes tener miedo cuando te levantas y hablas delante de la gente? ¿Crees que todos los demás en la sala están súper seguros de sí mismos y que nadie más tiene la misma preocupación?

Desafiar tus ideas significa desmontar tu miedo y cuestionarlo. Al miedo no le gusta que lo cuestionen porque, cuando lo hacen, no tiene las respuestas. Entonces, pierde su poder porque te das cuenta de que no es más que una artimaña muy inteligente.

Si tienes miedo de ser rechazado por un grupo de personas, pregúntate por qué vas a ser rechazado automáticamente. ¿Qué es tan terrible en ti que todas las personas que conozcas van a sentir una repulsión instantánea? No hay respuesta a eso porque no es la verdad.

Analiza realmente y desmonta tu miedo, y rápidamente empezarás a ver que a lo que realmente temías era al propio miedo. El problema no es más que una idea y las ideas no siempre son correctas.

Paso 3 - Enfréntate a tu miedo

Esta es la parte más difícil, pero los dos primeros pasos te habrán preparado bien.

Estás leyendo este libro porque no quieres que tus miedos te retengan más. Quieres ser capaz de socializar libremente y ser feliz en tus relaciones. Así que tienes trabajo por hacer, y eso significa arrancarte la venda e ir a por ello. Puedes hacerlo, ¡no te digas que no puedes!

Si te da miedo hablar en una reunión, hazlo. No hace falta que des un discurso, puedes limitarte a exponer una breve idea, pero cuanto más lo hagas, más fácil te resultará y verás que tu miedo era solo imaginario. Si tienes miedo de ser rechazado por un grupo de personas, acepta la maravillosa persona que eres y entra ahí y sé tú mismo. Pronto verás que la gente es más acogedora de lo que crees.

No puedes hacer esto una sola vez. Tienes que seguir enfrentándote a tu miedo para alejar su poder y, finalmente, llegarás al punto en el que no podrás creer que alguna vez tuviste tanto miedo.

Juguemos a un juego

Cuando te enfrentes a tus miedos y te pongas en situaciones que, de otro modo, te harían sentir ansioso y permitirían que tu timidez se disparara, una buena idea es que te apartes de la situación mientras estás en ella.

¿Estás confundido? Deja que te explique un poco más.

Este juego te va a ayudar a hacer las cosas que te preocupan o te dan miedo, pero no vas a sentir que eres tú quien las hace. Vas a actuar. Vas a fingir que eres otra persona y te vas a atrever a hacer más. Es más fácil porque no eres tú quien lo hace, es tu alias.

Para que esto funcione, tienes que diseñar tu alias con mucho cuidado para poder estar realmente en el momento. ¿Qué aspecto tiene? ¿Cuáles son sus rasgos de carácter? ¿Qué le gusta y qué no le gusta? Estás interpretando a un personaje, así que tienes que ser lo más detallista que puedas al crearlo, para así poder interpretarlo a la perfección. Imagina que eres un actor que se prepara para su último papel.

Una vez que conozcas bien tu alias, transfórmate en él. Vamos, ¡inténtalo! Cuando no eres tú mismo, es más fácil. Puede que incluso te resulte más fácil cambiar de estilo, vestirte de forma diferente o maquillarte de forma distinta. No lo hagas demasiado "fuera de lo común", pero haz lo que tengas que hacer para meterte en el personaje.

Después, ponte en marcha. Haz lo que te dé miedo, pero hazlo como el personaje que interpretas, no como tú mismo. Atrévete a ir un poco más allá y haz que fluya tu espíritu competitivo. Si te da miedo acercarte a gente que no conoces y hablar, atrévete a hacerlo dos veces y date una palmadita en la espalda cuando lo consigas. ¡Incluso puedes sobornarte con la promesa de una recompensa más adelante!

La práctica hace la perfección

La preparación es clave cuando se trata de superar algo. Si tuvieras que dar una gran presentación en el trabajo, practicarías varias veces para hacerlo bien. Tienes que adoptar la misma mentalidad para superar tus barreras de socialización.

Por supuesto, la práctica implica que te pongas en evidencia y hagas lo que te da miedo, pero hay formas de minimizar la exposición y hacer que te parezca menos intimidante. Aquí tienes algunas sugerencias.

- **Trabaja en la práctica de las señales no verbales** - La comunicación no consiste solo en las palabras que dices, sino también en los gestos, el lenguaje corporal y la forma de hablar. Puedes practicar esas cosas mientras minimizas lo aterrador que se te hace. Si hablar en público es tu miedo, empieza poco a poco asegurándote de utilizar tu lenguaje corporal, vigilando tus expresiones faciales y manteniendo el contacto visual. Empieza también a observar el lenguaje corporal de otras personas. De este modo, seguirás desarrollando tus habilidades sociales, pero lo harás de forma protegida.
- **Intenta realizar actividades junto con la conversación** - Cuando intentes desarrollar tus habilidades sociales, te va a preocupar mantener una conversación larga y vas a tener miedo de los silencios incómodos. Sin embargo, si te esfuerzas por conseguir situaciones que te permitan hacer algo, por ejemplo, formar parte de una actividad, tendrás algo en lo que ocuparte mientras hablas. Por ejemplo,

puedes estar en un evento deportivo. Estás viendo el partido pero también estás charlando.

- **Atrévete a hacerlo a diario** - Proponerte un reto es una buena manera de seguir practicando. Puedes llamarlo objetivo si prefieres evitar los retos. Todo lo que tienes que hacer es fijarte el objetivo de hablar con una persona al azar al día. Esto significa entablar una conversación. Comprueba cuántos días puedes mantenerlo e intenta superar tus límites un poco más cada día.

Recuerda que superar la timidez y la ansiedad social requiere tiempo y esfuerzo. No te voy a mentir y decir que será fácil, pero será lo que más valga la pena hacer. Da pequeños pasos cada día y, antes de que te des cuenta, habrás caminado más de una milla.

REFLEXIONES SOBRE EL CAPÍTULO

Sea cual sea la barrera que se interponga en tu camino para mejorar tus habilidades sociales, es importante identificarla, o las barreras múltiples si es el caso. No te deprimas por lo que sea que reconozcas, sino que utilízalo como motivación para hacer cambios.

En este capítulo, hemos hablado largo y tendido sobre la timidez y la ansiedad social, así como sobre lo que las diferencia. A pesar de que ciertamente no son lo mismo, para superarlas se utiliza un enfoque muy similar. Tu ansiedad o tu timidez no son tus dueñas. Yo mismo lo sé. Parece que sí, pero créeme, tú eres quien tiene el control y todo lo que hace falta es aprender ese hecho para darte el valor y la fuerza para derribar esas barreras.

4

ANALIZA TUS HÁBITOS Y COMPORTAMIENTOS SOCIALES TÓXICOS ACTUALES, ¡Y TRANSFÓRMALOS!

A medida que avanzamos en la vida, adquirimos hábitos y comportamientos que pueden no ser útiles para nosotros. Por supuesto, también se adquieren otros muy positivos, pero a lo largo de los años que caminas por la Tierra, también vas a absorber algunos rasgos negativos.

El problema es que hasta que no te ocupes de estos rasgos y comportamientos, puede que no tengas ni idea de que los tienes. Estos rasgos y comportamientos podrían estar relacionados con la forma en que socializas, o no socializas, y como resultado, podrían estar contribuyendo en gran medida a tus problemas. La clave es practicar la autoconciencia y ser más consciente de lo que haces cuando no estás prestando atención.

Por supuesto, desde el punto de vista de la Inteligencia Emocional, tener rasgos tóxicos es muy perjudicial. Por ejemplo, si uno de tus rasgos tóxicos es que siempre estás con el teléfono cuando estás con gente con la que se supone que estás socializando, no estás presente en el momento. Esto disminuye tu EQ porque no respondes a los que te rodean ni les prestas la atención que merecen.

En este capítulo, quiero dirigir tu atención hacia los posibles rasgos que pueden estar habitando en ti sin que lo sepas. No es algo de lo que debas avergonzarte, pero sí es algo que debes tomar en serio. Una vez identificados estos rasgos, debes hacer todo lo posible para intentar revertirlos. Esto tendrá un efecto muy positivo en tu EQ y en tu capacidad para socializar con los demás.

Levantaré la mano y diré que solía utilizar demasiado el teléfono. Iba a reunirme con amigos y mi teléfono estaba en la mesa a mi lado. Era una grosería, pero no me daba cuenta en ese momento. Solo al mirarme con atención he identificado este rasgo y he trabajado para erradicarlo. Ahora guardo el teléfono en el bolso y solo lo saco si se trata de una llamada muy importante. Estar presente en el momento es muy importante: la gente no va a querer hablar contigo si básicamente ignoras el tiempo y la atención que te dedican.

Así que vamos a ver algunos de esos rasgos y a averiguar si tú también tienes trabajo que hacer.

ETIQUETANDO LOS COMPORTAMIENTOS TÓXICOS

Cuando hablamos de que alguien tiene comportamientos tóxicos, eso no significa que la persona en sí sea tóxica, sino que está mostrando un comportamiento que no es útil y no es respetuoso con los demás.

Si no se ha dado cuenta de que lo está haciendo, puedes ayudarle a superar sus rasgos. Sin embargo, si la persona sabe que lo está haciendo y continúa haciéndolo, eso es algo totalmente distinto que no se puede arreglar sin su voluntad de hacerlo.

El mejor indicador para saber si has estado cerca de una persona con rasgos tóxicos es pensar en cómo te sientes después de haber estado con ella. ¿Te sentiste decepcionado? ¿Sentiste que fue una pérdida de tiempo? ¿Te sentiste escuchado? ¿Qué hizo esa persona en particular que te hizo sentir que toda la interacción fue en vano?

Algunos rasgos tóxicos comunes son:

- Actuar de forma juiciosa
- Ocupar una gran cantidad de tiempo de alguien innecesariamente
- Negarse a asumir la responsabilidad de los actos propios.

Puede que pienses que estas cosas no están relacionadas con la comunicación, pero forman parte de la Inteligencia Emocional, ¡que es básicamente lo mismo! Si alguien juzga, no muestra empatía. Si alguien te quita tiempo, no se preocupa por lo que tienes que hacer y te falta el respeto. Si alguien se niega a asumir la responsabilidad de sus actos, está echando la culpa a los demás y, de nuevo, no muestra empatía.

El uso de las habilidades sociales está estrechamente relacionado con la Inteligencia Emocional, y cualquier rasgo que la anule afecta también la manera en que te comunicas con los que te rodean.

No estoy sugiriendo que tengas alguno de estos rasgos, pero es posible que los tengas. Sé sincero contigo mismo. ¿Haces algo regularmente que podría indicarles a otras personas que no las tomas en serio, que no les muestras empatía o que básicamente no quieres comunicarte con ellas? Una vez más, no juzgo a nadie, tal vez no seas consciente de ello. Sin embargo, es más fácil ser consciente de esto en otras personas en primer lugar y luego acostumbrarse a cómo se ve y se siente. Es mucho más fácil analizarte a ti mismo una vez que tienes un poco de información de referencia como la víctima en lugar de como el perpetrador.

LOS HÁBITOS Y COMPORTAMIENTOS TÓXICOS QUE NADIE QUIERE

Cada persona tiene una idea diferente de lo que es tóxico, sin embargo, hay algunos rasgos comunes que la mayoría de la gente consideraría tóxicos. Esta sección va a analizarlos por separado.

- **Centrarte demasiado en ti mismo** - Si haces que todo gire en torno a ti, no solo es molesto, sino que resulta extremadamente desagradable para la gente que te rodea. Quieres desarrollar tus habilidades sociales, pero también tienes que ser una persona con la que los demás quieran relacionarse. Al hacer que todo gire en torno a ti, no estás mostrando empatía con los demás.
- **No escuchar a los demás** - Tanto imponer tus puntos de vista a los demás, no escuchar lo que tienen que decir, como asumir que sabes lo que te van a decir sin tomarte el tiempo

de escucharles hablar, son rasgos negativos que no tienen cabida en la vida de una persona con una alta Inteligencia Emocional y buenas relaciones con los que la rodean.

- **Ser crítico o juzgar** - De nuevo, esto significa que no estás mostrando empatía. No tienes derecho a juzgar o criticar a nadie, porque no estás viviendo su vida y no estás caminando en sus zapatos. Al hacerlo, tu empatía se ha ido por la ventana.

- **Culpar a todo el mundo de tus problemas** - Las personas que echan la culpa a los demás y nunca asumen la responsabilidad de sus problemas no son agradables. Esto también puede ser bastante manipulador y rozar el narcisismo. Admitámoslo, todos cometemos errores y nadie es perfecto, ¡admítelo!

- **No estar presente en el momento** - Ya he mencionado esto, pero si siempre estás en otro planeta cuando la gente está hablando, o distraído, o con tu teléfono todo el tiempo, no estás presente en el momento y no les estás mostrando respeto.

- **Sentir que te mereces un tratamiento especial y demostrarlo** - En esta vida, nadie tiene prioridad. Tenemos que trabajar por lo que queremos, y sentir que tienes derecho a que todo caiga en tu regazo no te hace una gran persona con la cual compartir. No se te debe nada.

- **Usar la arrogancia para ocultar el miedo o las preocupaciones** - Es normal estar preocupado, tener miedo o sentirse inadecuado, pero si usas la arrogancia para tratar de ocultar eso, estás mostrando un estilo de comunicación muy negativo y no vas a hacer que la gente te quiera. Sé realista. Demuestra que no eres perfecto, que a veces tienes miedo. La gente responde mucho mejor a la autenticidad.

- **Ser demasiado competitivo** - Ser un poco competitivo está bien, pero apartar a los demás del camino para conseguir lo que quieres no. Si vas a ser competitivo con alguien, sé competitivo contigo mismo esforzándote por alcanzar tus propias metas. No conviertas a todo el mundo en tu rival, de lo contrario corres el riesgo de alejar a la gente.

- **Celos** - ¿Dejas entrar regularmente al monstruo de ojos verdes a tu vida? Si es así, nadie te va a querer. Sentir un poco de envidia es normal, pero permitir que eso se convierta en celos es muy perjudicial.

- **Ser terco** - Negarte a hacer algo por orgullo o por una supuesta causa no es bonito. En todo caso, hará que otras personas se frustren contigo y eso se convierte en una enorme barrera para la comunicación.

- **Aferrarte al rencor** - ¿Guardas rencor por mucho tiempo después de que el problema inicial haya sido superado? Todo el mundo comete errores y eso a veces significa que decimos o hacemos cosas que no queremos. Si te aferras a esos asuntos y castigas a los que te rodean, solo conseguirás alejarlos. Al final, la única persona que sufre eres tú.

- **Hacerte regularmente la víctima** - Voy a hablar de la mentalidad de víctima con más detalle más adelante en el libro, pero si eres alguien que siempre se hace la víctima, los que te rodean se van a cansar rápidamente de ello. Tú tienes el control de tu vida y, aunque las cosas negativas suceden en la vida, permitir que te hagan sentir y actuar como una víctima constantemente no va a ayudarte a desarrollar relaciones fuertes.

- **Siempre en el drama** - ¿Cotilleas con frecuencia? ¿Te gusta el drama? No es bueno admitirlo. Estar cerca de alguien que siempre está en medio de un drama o alguien que siempre está cotilleando y tratando de meterse en los asuntos de los demás no te permite construir confianza. Las relaciones siempre serán menos de lo que podrían ser debido a esa enorme barrera entre ustedes. Si quieres que la gente confíe en ti, tienes que ser tú mismo y dejar de juzgar y hablar de los demás. De todos modos, ¡el drama no es más que estresante!

Probablemente se te ocurran otros rasgos y comportamientos negativos que están en tu lista de cosas que te desagradan. Sin embargo, estos son algunos de los más comunes y algunos de los más dañinos cuando se trata de las relaciones y conexiones que tenemos con los que nos rodean.

Debo señalar que todo el mundo tiene días malos y eso significa que a veces puedes mostrar uno o dos de los rasgos anteriores. No hay ningún problema cuando algo ocurre solo una o dos veces, pero cuando se convierte en un hábito, hay que abordarlo para evitar que se convierta en una barrera importante.

AUTOEVALUACIÓN: ¿POSEO ESTOS HÁBITOS Y COMPORTAMIENTOS?

Hemos hablado de algunos rasgos y comportamientos negativos, y probablemente estés construyendo una imagen en tu mente de cómo luce todo esto, pero ahora es el momento de ser sinceros. Te he animado a que pienses si tienes alguno de ellos, pero ahora tienes que profundizar.

No tengas miedo y no seas duro contigo mismo. El hecho de que estés leyendo este libro por voluntad propia demuestra que quieres mejorar. Todos cometemos errores, todos tenemos rasgos que desearíamos no tener y todos adquirimos hábitos que no nos ayudan. Lo que te diferencia es que estás dispuesto a cambiarlos.

Entonces, ¿cómo puedes saber si estás exhibiendo estos rasgos o cualidades de carácter tóxico sin darte cuenta? Veamos algunas señales para ayudarte. Si puedes asentir a varias de ellas, es un buen indicador de que tal vez necesites hacer algo de trabajo. También es importante que seas sincero contigo mismo al leer estas señales; no dejes de lado algo solo porque te resulte incómodo. Todo este viaje va a revolucionar tu vida, pero tienes que estar dispuesto a hacer el trabajo, parte del cual no te resultará agradable.

Señales de que has desarrollado hábitos o comportamientos tóxicos

- Tus amistades y relaciones no duran mucho
- La gente parece estar distraída o mostrar un lenguaje corporal negativo después de pasar algún tiempo contigo

- Tus amigos no siempre comparten sus buenas noticias contigo
- Siempre tienes algún drama en tu vida
- Te han descrito como un perfeccionista o competitivo
- Te han acusado de ser celoso más de una vez
- Sueles cotillear sobre otras personas
- No dices "lo siento" muy a menudo
- Te relacionas con los demás hablando de personas que ambos conocen
- Sueles considerarte la víctima en las situaciones
- Sueles ser bastante dependiente y te cuesta pasar tiempo a solas
- Pierdes los nervios con bastante facilidad
- Tienes una actitud negativa y pesimista
- Honestamente, recibes más de lo que das a la gente
- Utilizas las redes sociales como una forma de buscar atención
- Rara vez ves cómo tus problemas son causados por ti, y culpas a todos los demás
- Te gusta tener siempre la razón
- Te cuesta aceptar que la opinión de otra persona sea tan válida como la tuya
- Te tomas todo muy a pecho
- A menudo necesitas validación para sentirte bien o como si hubieras tenido éxito

Puede que tengas uno o dos rasgos en los que trabajar, o puede que tengas un montón. El número no importa ahora mismo, pero sí tu actitud hacia él.

PASEMOS DE LO TÓXICO A LO SALUDABLE

Puede que te sientas bastante deprimido después de leer la lista anterior, dependiendo de cuántos rasgos puedas marcar. Es hora de sonreír porque hay muchas cosas que puedes hacer al respecto. Pasar de lo tóxico a lo saludable es totalmente posible y, cuanto más lo intentes, más fácil te resultará.

Muchas personas que luchan con las habilidades sociales y la comunicación se ven atascadas no solo por una posible timidez o ansiedad social, sino también por varias barreras que se ponen a sí mismas. Para facilitarse un poco la vida, desarrollan rasgos negativos como mecanismo de afrontamiento, pero estos actúan en su contra en lugar de a su favor. Al identificar estos rasgos, puedes averiguar lo que tienes que dejar de hacer y centrarte en el tipo de técnicas adecuadas en su lugar.

Entonces, ¿cómo puedes convertir tus rasgos tóxicos en algo totalmente saludable? Aquí tienes algunas ideas.

Finge una sonrisa

Vamos, inténtalo. No es posible sonreír y no sentirse un poco más animado que antes. Cuando sonrías más a menudo, verás que los que te rodean también te responderán de forma diferente. Es mucho más probable que hablemos con gente que sonría y parezca accesible que con alguien que frunza el ceño y parezca preocupado. Así pues, pon esa sonrisa, aunque no te apetezca, y espera a que las buenas vibraciones se propaguen.

Lleva un diario de gratitud

Esta es una técnica muy útil para diversos problemas, pero te ayuda a evitar la negatividad y esa molesta mentalidad de víctima. Al estar agradecido por lo que tienes, te sientes animado, más feliz y reconfortado contigo mismo. Todo lo que tienes que hacer es escribir cada noche una o dos cosas por las que estás agradecido. Pronto verás que hay más cosas positivas en tu vida de las que eres consciente.

Evita dejarte llevar por los chismes

Tienes la opción de cotillear o no sobre otra persona. Nadie te obliga a hacerlo. Tienes el poder de excusarte de cualquier conversación que te parezca negativa y que se caracterice por hablar de otras personas.

Aprende a ser consciente de cuándo estás cotilleando, detente y cambia de tema de forma intencionada. Recuerda que hablar de otras personas dice más de ti que de ellas.

Haz una acción buena o amable cada día

Cuanto más bien hacemos, más queremos hacer. Además, cuando haces una buena acción por alguien o muestras amabilidad que le hace sonreír, también te hace sentir bien a ti, aumentando tu confianza y tu empatía. Cada día, intenta hacer algo bueno por otra persona, aunque solo sea felicitarla por su jersey. Sin embargo, asegúrate de que todo lo que digas o hagas lo hagas con las mejores intenciones y no simplemente para borrar un elemento de la lista.

Aprende a reírte de ti mismo

Tomarte a ti mismo demasiado en serio no va a hacer de tu vida una muy feliz o satisfactoria. Todos cometemos errores y hacemos tonterías de vez en cuando, pero eso no significa que debamos castigarnos por ello. Aprende a reírte de ti mismo y de tus errores, y te sentirás menos abrumado por el odio a ti mismo y el malestar cuando algo no te salga bien.

Tómate un descanso de las redes sociales

La sola idea de desconectarte de las redes sociales durante una semana puede llenarte de temor, pero créeme, es una herramienta muy útil. Todos estamos demasiado obsesionados con lo que hacen los demás, con lo que piensan y con la validación que buscamos de nuestros seguidores. Es hora de centrarte en ti mismo, en los que te rodean, y aprender a buscar solo la validación desde dentro. Tomarte un descanso de las redes sociales te dará la oportunidad de reconectar contigo mismo. Seamos sinceros, las redes sociales no son más que puro drama de todos modos.

Deja de intentar controlarlo todo

El perfeccionismo no es algo bueno, no importa lo que te hayan enseñado a creer. Al tratar de controlar todo, no te permites vivir el momento ni experimentar la alegría de pasar tiempo con tus seres queridos. Detente, reduce la velocidad, quita las manos del volante y permítete ir a la deriva durante un rato. Si te das cuenta de que te estás desviando demasiado, puedes corregir fácilmente tu dirección. ¡Relájate y déjate llevar un poco por la corriente!

Aprende a utilizar afirmaciones positivas

Nunca subestimes el poder de las afirmaciones positivas. Al principio pueden parecer un poco extrañas, pero son una de las mejores herramientas para ayudarte a desarrollar una mentalidad positiva. Escoge una afirmación que realmente resuene contigo y repítela varias veces al día, cuando te levantes, cuando te acuestes y en cualquier momento del día en el que sientas que tu determinación se tambalea.

Tu afirmación puede ser cualquier cosa. "Soy capaz de hacer todo lo que me propongo", "Soy una persona fuerte y amable", "Estoy dispuesto a afrontar lo que venga con positividad y éxito" son solo algunas sugerencias, pero puedes elegir lo que quieras. Busca en Internet mucha inspiración o inventa la tuya propia.

Deja de culpar a los demás de tus problemas

Puede que haya algunos problemas en tu vida que realmente no sean culpa tuya, pero tampoco de los demás. Deja de culpar a los otros porque, al hacerlo, estás creando una energía tóxica que hace que la gente se aleje de ti. En su lugar, acepta tu problema y crea un plan para superarlo utilizando tu nueva afirmación positiva para mantenerte en el camino correcto.

Sé consciente de cómo te diriges a los demás

Durante un tiempo, ten muy presente el lenguaje verbal y no verbal que utilizas cuando hablas con otras personas. Es posible que hayas adquirido el hábito de utilizar un lenguaje corporal cerrado, de evitar el contacto visual o de ser sarcástico sin siquiera darte cuenta. La única manera de identificarlo es estar atento y observarte a ti mismo. Una vez que reconozcas un rasgo de comunicación negativo, sé aún más consciente para erradicarlo. Si te sorprendes haciéndolo de nuevo, detente, cambia de rumbo y, con el tiempo, evitarlo se convertirá en algo natural.

Guárdate tus quejas para ti mismo

Anteriormente sugerí llevar un diario de gratitud, lo que también debería ayudar mucho con esta sugerencia en particular, pero tienes que dejar de quejarte. Es muy probable que la gente evite pasar tiempo contigo si te quejas constantemente de todo lo que va mal en tu vida. Literalmente, ¡le quita la energía a la gente! Reformula esas quejas y recuerda que siempre hay alguien que está peor que tú.

Ninguno de estos puntos de acción es difícil de hacer. Puedes empezar a trabajar en todos ellos ahora mismo. Incluso si no tienes un gran número de rasgos tóxicos que eliminar de tu vida, el uso de estas técnicas puede ayudarte a aumentar tu nivel de Inteligencia Emocional, lo que, por supuesto, también te ayudará a potenciar tus habilidades sociales.

REFLEXIONES SOBRE EL CAPÍTULO

A medida que avanzamos en la vida, es fácil adquirir hábitos que quizá sean más negativos que positivos. Aunque nunca es bueno seguir utilizándolos a discreción, a veces es difícil detenerse y hacer un balance de lo que se está haciendo sin ser extremadamente consciente en el proceso.

El uso de hábitos y comportamientos tóxicos no te ayudará a convertirte en un mejor comunicador y no te permitirá construir relaciones y el círculo social que anhelas. Sin embargo, puedes identificar rápidamente el problema, o los problemas, y trabajar para erradicar la cuestión. En lugar de deprimirte por tener estos rasgos, date una palmadita en la espalda por haberlo admitido y ponte a trabajar.

II

PASOS PRÁCTICOS QUE PUEDES DAR PARA DOMINAR LA SOCIALIZACIÓN

5

DA LA MEJOR PRIMERA IMPRESIÓN POSIBLE

¡**B**ienvenido a la segunda parte de nuestro libro!

La primera parte trató de la Inteligencia Emocional, de por qué las habilidades sociales son importantes y de cómo tomar conciencia del camino que hay que recorrer. La siguiente parte va a ser práctica, orientada a la acción, y te va a dar muchas cosas en las que trabajar para empezar a ver mejoras importantes en tus relaciones con los que te rodean, en tus niveles de confianza y en cómo interactúas con otras personas.

En este capítulo, quiero hablar de un aspecto muy importante de la comunicación: la primera impresión.

LA PRIMERA IMPRESIÓN PERDURA

Piensa en la última vez que tuviste una primera impresión de algo o alguien. ¿Te resultó fácil deshacerte de esa primera impresión, incluso si más tarde se demostró que tu suposición era incorrecta? Probablemente no.

Las primeras impresiones se mantienen. Las hacemos rápidamente, asumimos que son correctas, y son muy difíciles de superar una vez que se han consolidado en tu mente. Incluso si esa cosa o persona hace algo que te haga pensar que tal vez te equivocaste con ella, seguirás teniendo una pequeña duda en tu mente luego, simplemente por la impresión que te hiciste al principio. Por eso las empresas dan tanta importancia a las estrategias de marketing que realmente dan en el clavo. Si permites que tus clientes piensen lo contrario de ti, se irán a uno de tus competidores.

En cuanto a tu estilo de comunicación personal y tus habilidades sociales, la primera impresión también es importante. Esto es vital tanto en la vida personal como en la profesional.

Es muy interesante conocer la psicología de las primeras impresiones.

Se cree que solo tienes unos segundos para causar una impresión en alguien. En este tiempo, se juzga tu fiabilidad, tu integridad, tu actitud y, por desgracia, también tu atractivo. Después, se forma una conclusión más profunda, más sobre los rasgos de la personalidad que sobre cualquier otra cosa en esta fase. Esto ocurre en tan solo 3 segundos.

Todo esto ocurre por algo que se llama sesgo cognitivo, que obliga a alguien a emitir un juicio rápido sobre ti. Ese juicio puede ser totalmente correcto, o puede estar muy alejado de la realidad. Hay que tener en cuenta que estos juicios también pueden verse afectados por los pensamientos estereotipados de una persona, por lo que a veces no es del todo culpa tuya si alguien se lleva una primera impresión equivocada de ti. Sin embargo, si el juicio es negativo e incorrecto, cambiarlo lleva mucho más tiempo que el que se tardó en hacer el juicio en primer lugar.

El sesgo cognitivo es lo que ocurre cuando procesas rápidamente y llegas a una conclusión sobre lo que ocurre a tu alrededor, pero esa conclusión puede verse afectada en gran medida por tus niveles de confianza, por si eres una persona positiva o negativa y por las situaciones a las que te has enfrentado antes. Básicamente, no podemos confiarnos del todo, pero lo hacemos porque creemos lo que nos decimos a nosotros mismos.

Para añadir otro término a la cuestión, también tenemos el efecto de primacía. Esta es la razón por la que una primera impresión negativa perdura. El cerebro recuerda las cosas en orden secuencial, de modo que cuando nos encontramos con una persona o una cosa por primera vez, ese es el primer paso en tu secuencia, sin embargo, siempre recordarás el primer paso más que cualquiera de los otros. Es fácil si lo piensas: recordamos nuestro primer amor, la primera vez que probamos nuestra comida favorita, la primera vez que fuimos a un lugar determinado, etc. Eso significa que si alguien te conoce por primera vez y se lleva una primera impresión negativa, con razón o sin ella, eso es lo primero que recordará de ti cuando vuelva a entrar en contacto contigo.

Por supuesto, hacer un juicio rápido como este también afecta la posibilidad de que esa persona quiera volver a estar cerca de ti en el futuro y su forma de tratarte. Por otro lado, si haces juicios rápidos sobre los demás de forma incorrecta porque te has llevado una mala primera impresión de ellos, también afectará a tu forma de comunicarte e interactuar con ellos.

¿Te das cuenta de la importancia de las primeras impresiones? Son una forma muy fácil de ser malinterpretado o de malentender a otra persona, y repercuten en mucho más que en ese único momento.

Tu viaje hacia el dominio de la comunicación y las habilidades sociales tiene que incorporar las primeras impresiones. Si evitas esto o lo ignoras y asumes que no es importante, no vas a llegar muy lejos en tu viaje.

La impresión que alguien tiene de ti no siempre tiene que ver con lo que dices, sino también con cómo te presentas. Como seres humanos, nos fijamos mucho en las caras, y es probable que eso se deba a que, cuando somos muy pequeños, ¡observamos las expresiones faciales de nuestros padres para saber si nos van a dar de comer! Este hábito se mantiene a lo largo de toda la vida, así que vale la pena recordar que no todo es lo que se dice, sino cómo se muestra al mundo. También tiene que ver con la forma en la que haces las cosas, por ejemplo, tus elecciones y tus competencias.

Veamos algunos ejemplos.

- Una persona que tiene el ceño fruncido probablemente será

considerada antipática y poco accesible, pero alguien que sonríe y tiene una expresión facial suave será considerado cálido y accesible.

- Una persona que sube corriendo las escaleras será considerada activa y saludable, pero una persona que toma el ascensor podría ser considerada perezosa.
- Una persona con el pelo un poco despeinado puede ser considerada perezosa o incluso sucia, pero una persona con el pelo limpio y que se presenta con ropa limpia será considerada profesional y limpia.

¿Te das cuenta de que tus hábitos y tu forma de mostrarte al mundo también forman parte del trato? Puede parecer que es mucho para recordar, pero gran parte de ello se reduce al sentido común. Simplemente céntrate en ir bien vestido cada día, limpio, aseado, y ten en cuenta cómo tu expresión facial puede ser juzgada por los demás.

CAUSANDO LA MEJOR PRIMERA IMPRESIÓN

Para establecer conexiones profesionales y relaciones personales, hay que saber cómo causar esas primeras impresiones positivas. Esto hará que tu vida social sea mucho más fácil y no estarás constantemente dando marcha atrás, tratando de corregir una opinión incorrecta que alguien se ha hecho de ti. También descubrirás que tendrás éxito en las oportunidades sin fracasar y tener que aprender lo que hiciste mal la primera vez.

Hay innumerables ocasiones en las que tendrás que causar una primera impresión; de hecho, puede que incluso tengas unas cuantas en el correr de un día. Por ejemplo, una entrevista de trabajo es uno de los momentos más comunes y más aterradores en los que necesitas causar una buena primera impresión, pero ¿qué tal si asistes a una fiesta? Aunque no te guste la idea de hablar con gente nueva en una fiesta, al final de este libro lo harás más que nunca. Sin embargo, para que tus esfuerzos den resultado, tendrás que causar una buena primera impresión a esas personas.

Entonces, ¿cómo puedes asegurarte de que estás dejando la mejor primera impresión cuando estás socializando? Veamos cinco pasos importantes.

Ten en cuenta tu forma de hablar

Las palabras que dices y cómo las dices son dos de los aspectos más importantes para causar una buena primera impresión. Parece complicado, pero en realidad se reduce a lo básico más que a cualquier otra cosa.

Por ejemplo:

- Recordar el nombre de una persona demuestra que la tomas en serio y que valoras su aportación, y que no la haces pasar por alguien sin importancia.
- Los modales son vitales: la mayoría de la gente se formará una mala impresión de alguien que no usa "por favor" y "gracias" y que no trata a la gente con respeto, así que tenlo siempre en cuenta. ¡Recuerda que los modales no cuestan nada!

- Utilizar demasiada jerga y no hablar correctamente también puede jugar en tu contra. Aunque nadie espera que hables el español de un rey, debes evitar hablar como si fueras un adolescente malhumorado. Nunca has visto a esa persona antes, así que tienes que demostrar que eres alguien lo suficientemente interesante como para entablar una conversación.

- Intenta no decir demasiado "hem", "hum" y "ah". Aunque es normal utilizarlos en alguna ocasión, decirlos con demasiada frecuencia solo mostrará que estás nervioso, que no estás seguro de lo que tienes que decir, e incluso podría decirle a la otra persona que no sabes realmente de qué estás hablando. Intenta parecer seguro de ti mismo, aunque no lo estés.

- Intenta no hablar demasiado rápido ni demasiado bajo. Una vez más, esto demuestra que no tienes confianza ni estás a gusto. Ve más despacio y date tiempo para pensar mientras hablas. Eso te dará automáticamente más confianza y también evitará que la otra persona no pueda entender realmente lo que estás diciendo.

- Evita utilizar palabras demasiado complicadas que la otra persona pueda no entender. Por ejemplo, si estás hablando con alguien sobre tu trabajo u otra área de especialización con la que estás familiarizado y esa persona no, no cargues la conversación de jerga técnica. Al hacerlo, le estás alejando, ya que no se puede esperar que entienda ese tema tan bien como tú, y además se sentirá molesta por ello. Eso demostrará a la otra persona que no estás al mismo nivel que ella, lo que la llevará a formarse una mala impresión a causa de sus experiencias.

¡Deja el teléfono!

Ya he mencionado esto varias veces, y todos somos culpables de ello de vez en cuando, pero mantén tu teléfono en tu bolsillo o en tu bolso. En esta era digital, estamos constantemente conectados y enchufados y nos es muy fácil perdernos en el mundo virtual, mientras ignoramos por completo el mundo real que nos rodea. Al hacerlo, estás haciendo saber a la gente que no te interesa lo que tienen para decir y que eres bastante grosero e ignorante de su presencia.

Si estás esperando una llamada importante, guarda el teléfono en el bolsillo y ponlo en vibración. Así sabrás cuándo suena el teléfono y podrás excusarte para salir a contestarlo. Revisar constantemente tus cuentas de redes sociales, tus correos electrónicos o, en general, las noticias, no te hará caer bien a nadie y te hará parecer simplemente maleducado. A nadie le gusta la mala educación.

Sé puntual

Una primera impresión positiva puede ser tan fácil como llegar a tiempo. Si haces que alguien te espere, va a suponer que no respetas su tiempo y que le consideras lo suficientemente poco importante como para aparecer cuando se supone que debes hacerlo. Una vez más, es de mala educación y es uno de los mayores problemas para la mayoría de la gente.

Un poco antes mencioné que los modales y ser puntual son cosas que están realmente relacionadas con esto. Para mucha gente, los malos modales son un obstáculo, y para mí también lo son. Sé que si alguien llega tarde y no parece ser muy educado, no me va a gustar mucho y me va a costar bastante cambiar de opinión. No hace falta un gran esfuerzo para llegar a tiempo, y si te das cuenta de que llegas tarde y no puedes hacer nada al respecto, ten el respeto de llamar a la persona y explicarle, para que no te esté esperando.

Vístete de forma cómoda y a la vez impactante

Creo firmemente que hay que vestirse para uno mismo, pero hay una gran diferencia entre llevar ropa desaliñada y descuidada en casa, cuando no hay nadie alrededor, y llevarla al aire libre, cuando, por desgracia, la gente va a juzgarte. Este tipo de ropa llevará inevitablemente a la gente a tener una primera impresión equivocada de ti, asumiendo que no te importa mucho tu aspecto.

Por eso, vístete para estar cómodo, pero también para tener estilo. Asegúrate de que lo que llevas es adecuado para el lugar al que vas y asegúrate de que te sientes bien con ello. Si te sientes bien, estarás más seguro de ti mismo y eso te ayudará a hablar y socializar con menos barreras.

No tengo que hablarte de la ropa en términos de si es o no es la más adecuada, estoy seguro de que sabes cómo vestirte adecuadamente; sin embargo, ten en cuenta las situaciones profesionales. No hay reglas que digan que las mujeres tienen que llevar falda o que los hombres tienen que llevar traje, pero asegúrate de ir siempre bien vestido y de no sobrepasar ninguna línea imaginaria, por ejemplo, llevando faldas demasiado cortas o trajes demasiado ajustados. Solo tienes que asegurarte de que tu aspecto sea profesional y de que te sientas cómodo con él.

Si vas a una fiesta o a una reunión social y quieres poner a prueba tus habilidades sociales, lo que lleves sí importa. La gente se da cuenta de estas cosas casi al instante, probablemente cuando entras en la sala. Así que, de nuevo, ponte algo cómodo, pero también algo que te muestre de la mejor manera posible y que no despierte una atención negativa innecesaria sobre ti.

Es obvio que debes estar siempre limpio y aseado, pero, de nuevo, no hace falta que te lo diga.

Sé consciente de tu lenguaje corporal

El último paso para causar la mejor primera impresión posible es tu lenguaje corporal. En un capítulo posterior hablaré de lo que hay que hacer y lo que no hay que hacer con el lenguaje corporal, así que no voy a insistir demasiado con esto ahora. Sin embargo, ten en cuenta que tu lenguaje corporal hace que una persona decida su juicio sobre ti muy rápidamente.

Las personas con una alta Inteligencia Emocional pueden leer el lenguaje corporal casi instantáneamente. Por ejemplo, una persona que evita el contacto visual, que cruza los brazos sobre su cuerpo y que está inquieta parece nerviosa y como si estuviera tratando de evitar algo o mintiendo. Esa no es la mejor primera impresión.

Lo único que tienes que hacer es asegurarte de que tu lenguaje corporal sea abierto y relajado. Eso significa establecer contacto visual con regularidad (aunque no intentes mirar fijamente), mantener los brazos relajados a los lados y no sobre el cuerpo, sonreír, asentir a lo que te dicen y evitar estar demasiado rígido o tenso. Relájate en el momento y evita estar inquieto.

LA PRIMERA NO ES LA ÚLTIMA

A pesar de que la primera impresión es muy importante, no te preocupes demasiado si alguien se forma una primera impresión negativa de ti. Todavía hay posibilidades de cambiar esa percepción de ti mismo, aunque siempre es mejor acertar a la primera.

Por supuesto, esto depende de que sepas lo que has hecho mal; es poco probable que te lo digan sin más, así que es fundamental ser consciente de cómo te perciben los demás. Los consejos de la última sección te permitirán hacerlo y, como resultado, serás más consciente de ti mismo. Una vez que sepas lo que has hecho mal, trabaja para cambiarlo mostrando lo que puedes hacer bien y mostrando un lado diferente. Por ejemplo, si la primera vez que te conocieron parecías desaliñado y cansado, asegúrate de que la segunda vez estés mejor arreglado y te muestres más enérgico y amable. Sin embargo, una vez no será suficiente, así que tendrás que seguir mostrando ese lado positivo de tu carácter hasta que la primera impresión quede suficientemente cuestionada en la mente de los demás.

La mayoría de los investigadores coinciden en que hacen falta unas ocho situaciones positivas para cambiar una negativa. Por lo tanto, si le has dado a alguien una primera impresión equivocada, tendrás que demostrarle unas ocho veces (no es un número exacto) que su primera impresión ha sido un poco errónea.

Eso significa simplemente ser educado, usar tus modales, ser amable, sonreír, hacer contacto visual, cuidar tu lenguaje corporal y asegurarte de que sea positivo, y estar bien vestido. Estas cosas no son difíciles, pero para alguien que tiene problemas con sus habilidades sociales, intentar recordarlo todo puede ser complicado. Mi consejo es que te centres en tratar a la gente como te gustaría que te trataran a ti. Si haces eso, no puedes equivocarte.

Sin embargo, puede haber situaciones en las que realmente hayas empezado mal con alguien y sea necesario explicar algo para aclarar el asunto. Si crees que necesitas explicar por qué te has comportado de forma tan negativa, brusca y grosera, por ejemplo, pregúntale a la persona si pueden hablar un momento y pídele disculpas por tu negatividad y explícale que te pilló desprevenido debido a un problema personal. No tienes que entrar en más detalles, no tienes que dar explicaciones y solo debes disculparte una vez. Después, olvídalo y sigue siendo una persona positiva y feliz con la que otras personas quieran pasar tiempo.

Aunque la primera impresión es innegablemente importante, no es un caso de muerte súbita si te equivocas. Puedes redimirte, aunque siempre es mejor no tener que hacerlo.

REFLEXIONES SOBRE EL CAPÍTULO

Causar una buena primera impresión a alguien ayuda a construir una interacción positiva y podría conducir a una amistad. Sin embargo, si das una mala imagen durante la primera impresión, tendrás que esforzarte más para corregirla. Es mucho mejor ser consciente de cómo te presentas ante los demás y evitar que esto ocurra.

Gran parte del trabajo que conlleva causar una buena primera impresión se basa en lo básico. Sé educado, llega a tiempo, asegúrate de que tu lenguaje corporal no va en contra de las palabras que dices y, simplemente, sé consciente de que en algún nivel, lo sepan o no, las personas te están juzgando.

6

CÓMO DESARROLLAR UN RAPPORT CON ABSOLUTAMENTE CUALQUIER PERSONA

Nuestro último capítulo sirvió como primer paso práctico para salir a la calle y mantener conversaciones satisfactorias con otras personas. La primera impresión es muy importante, pero para mantener una buena conversación y poder utilizar tus habilidades sociales al máximo nivel, necesitas crear algo más: un rapport.

El rapport es el entendimiento o la conexión que dos personas, o un grupo de personas, tienen entre sí. Esto les permite leer a la otra persona, entender lo que piensa y siente, y ser capaces de conversar de forma fácil y amistosa. Cuando se tiene un buen rapport con alguien, la comunicación es fácil y fluida, y aunque puede haber algún silencio incómodo (inevitable, incluso para los comunicadores de mayor calidad), no te molestará ni hará que la conversación se desvíe o se pierda.

Establecer un rapport con alguien no siempre significa que haya que tener mucho en común, pero es importante. Veamos por qué en este capítulo.

CONECTAR CON LOS DEMÁS: LA IMPORTANCIA DEL RAPPORT

Sabemos que el rapport es una conexión de algún tipo, pero ¿hasta qué punto tiene que ser profunda esa conexión? No mucho. Los colegas pueden tener un rapport simplemente porque trabajan en el mismo lugar, tienen algo de lo que hablar y tienen un objetivo común por el que trabajar. Los amigos tienen un rapport porque tienen una conexión preexistente, pero los desconocidos también pueden desarrollar un rapport. Puede ser algo tan sencillo como comentar el tiempo, "vuelve a llover, odio la lluvia", y la otra persona dice "sí, a mí tampoco me gusta".

El rapport puede surgir sin mucho esfuerzo. Si alguna vez has conocido a alguien y has congeniado con él o ella al instante, eso es un rapport instantáneo. Sin embargo, no es así para todo el mundo y a veces hay que esforzarse un poco más. Es probable que haya personas con las que simplemente congenies y otras con las que no, pero eso no significa que no puedas crear una relación o un rapport con esas personas y esperar conversaciones e interacciones satisfactorias.

El rapport es importante no solo en la vida personal, con los amigos, los familiares y los desconocidos con los que se entabla una conversación en la calle, sino también en la vida laboral. Es mucho más probable que un empleador contrate a una persona que cree que encajará bien con su personal actual. Una vez más, esto nos remite a la importancia de las habilidades sociales, ya que ser capaz de encajar y establecer una relación significa básicamente que tienes buenas habilidades sociales.

El rapport también te ayudará cuando trabajes en equipo, cuando tengas una lluvia de ideas y colabores o simplemente cuando estés en la oficina o en el lugar de trabajo en general. El rapport significa que tienes un entendimiento con alguien o con un grupo de personas y eso puede empezar como una pequeña charla.

Puede que seas alguien que odia las conversaciones triviales, de hecho, las probabilidades de que así sea son altas. Yo solía odiar las conversaciones triviales hasta el punto de evitar ir a la peluquería todo lo que pudiera. Sin embargo, la charla trivial no tiene por qué ser insoportable y, con el tiempo, puede ser realmente divertida. Las conversaciones triviales te permiten buscar los puntos en común que tienes con alguien, como odiar la lluvia o ser un gran fan del chocolate. Puede ser cualquier cosa, pero cuanto más tengas en común con alguien, mayor será su rapport.

Sin embargo, el hecho de no tener muchos puntos en común con alguien no significa que no puedas crear ese rapport, sino que tendrás que esforzarte más.

Ahora que sabemos qué es el rapport y por qué es importante, vamos a ver algunas formas en las que puedes tratar de establecer una relación o un rapport con las personas que conoces.

TODO EL MUNDO ES ADMIRABLE, Y DEBERÍAS DECIRLES CÓMO

A todo el mundo le gusta un cumplido, lo quiera admitir o no. La mejor manera de establecer un rapport con alguien es elegir algo que admires de esa persona y decírselo. No hace falta que le hables de su increíble personalidad o de lo mucho que admiras su ética de trabajo; basta con que le digas que te gusta su color de pelo o que te gusta su camiseta y le preguntes de dónde la ha sacado.

La cuestión es que estás avanzando hacia el inicio de una conversación, pero lo haces con una base positiva. No estás entrando y quejándote de algo para luego construir una relación basada en algo completamente negativo (nunca es algo bueno), y en cambio, estás avanzando hacia la construcción de ese rapport desde un punto de vista positivo. Evidentemente, la conversación no girará en torno a lo que admiras de esa persona, pero es un punto de partida y, a partir de ahí, ambos se alimentarán mutuamente para que las cosas sigan adelante.

Antes de que te asustes, sí, lo sé, hablar de cosas sin importancia y mantener una conversación es aterrador cuando no eres el mejor comunicador del mundo, pero la práctica realmente hace la perfección. No todas las conversaciones van a ser rebuscadas y difíciles. Algunas fluirán y pasarán del tema con facilidad. Cuanto más desarrolles tus habilidades sociales, más conversaciones de este tipo tendrás en tu vida.

La clave para hacer cumplidos para iniciar un rapport es no hacer que parezca que estás exagerando, que lo estás endulzando o que estás intentando adular a la persona. No quieres sonar falso y quieres que tu cumplido suene genuino. Por eso, elige solo algo que admires de verdad. Si realmente detestas su abrigo, no vas a hacerle un cumplido porque tu expresión facial o tu tono de voz probablemente te delaten.

Si no se te ocurre nada por lo que quieras felicitarle sin que suene falso, puedes recurrir a otro tema: el tiempo. "Es un día precioso, ¿verdad?" Al igual que con el comentario sobre la lluvia de antes, es una gran forma de conectar, pero siempre es mejor centrarse en un comentario positivo en lugar de uno negativo, es decir, evita "no me gusta", "es horrible", es malo". Este tipo de frases servirán, pero podrían entorpecer la primera impresión que la otra persona tiene de ti: si entras con un comentario negativo, puedes establecer que tú mismo eres bastante negativo.

TÚ, YO Y NUESTRA HUMANIDAD

Los puntos en común son vitales si se quiere no solo iniciar una conversación, sino también mantenerla. Cuando tenemos algo en común, es casi como si se encendiera una pequeña luz en nuestro interior y nos emocionáramos. Queremos hablar, queremos conectar: somos humanos, somos seres sociales, ¡nos demos cuenta o no!

Un poco antes mencioné que te resultará sumamente fácil hablar con algunas personas que conozcas, y con otras no tanto. Esto se debe a que algunas personas tienen más en común que otras. Puede que no tengan mucho en común en cuanto a la personalidad, pero tal vez tengan una experiencia compartida en la que puedan basar la conversación o una serie de circunstancias que ambos compartan.

De nuevo, volvemos a la charla trivial. La misma te ayuda a encontrar ese terreno común mediante una ligera indagación, pero lo mejor es que te ciñas a temas no conflictivos. No vayas directamente a preguntarle su opinión sobre política, religión, temas relacionados con el dinero o un tema muy controvertido de las noticias. Mantén un tono ligero y no invasivo. Todavía no conoces a esa persona, ¡y puede tener opiniones muy fuertes que pueden avivarse muy fácilmente!

Lo más importante es recordar que eres un ser humano hablando con otro ser humano. No es un monstruo, no es un superhéroe, es un ser humano como tú. Puede que te asuste empezar a tener conversaciones con gente que no conoces, pero ¿cómo sabes que no están pensando lo mismo que tú? Alguien tiene que dar el primer paso si se va a iniciar una conversación, y ese puedes ser tú. Es muy posible que la otra persona esté esperando a que te adelantes y digas algo, para saber que realmente quieres hablar con ella.

Apóyate en tu humanidad y mira hacia la suya. Si todo lo demás falla, introduce un poco de humor para aligerar el momento.

HABLA DE ELLOS (¡NO, NO A SUS ESPALDAS!)

Encontrar un punto en común es más fácil si haces preguntas a la persona, pero eso no significa disparar una pregunta tras otra y hacerla sentir como si estuviera en un interrogatorio.

Al alejar el foco de la conversación de ti, probablemente te sentirás más tranquilo y te resultará más fácil hablar, y al centrar el foco en la otra persona, esta sentirá que estás realmente interesado en ella y que estás aprendiendo más sobre ella.

Por supuesto, en el momento puede ser difícil que se te ocurran preguntas y es probable que tu mente se quede en blanco. Por eso, tener unas cuantas preguntas sencillas en tu arsenal te ayudará y te dará confianza.

Aquí tienes unas cuantas preguntas genéricas que puedes guardar en el fondo de tu mente cuando necesites iniciar una conversación rápida.

- El clima está estupendo hoy, ¿no crees?
- Me encantan los animales, ¿tienes alguna mascota?
- ¿Tienes algún plan para el fin de semana?
- ¿Has estado ocupado hoy en el trabajo?
- ¿Qué tipo de música te gusta escuchar?
- ¿Disfrutas de tu trabajo?

Como puedes ver, encontrar un punto en común significa hacer preguntas muy sencillas y genéricas que te permitan conocer mejor a la persona. A partir de ahí, puedes averiguar si efectivamente tienes algún punto en común que puedas utilizar para hacer avanzar la conversación y crear ese importante rapport.

Hay que tener en cuenta una cosa. Cuando hagas preguntas, asegúrate de separarlas utilizando material de relleno. Esto significa dar tu propia respuesta a la pregunta y utilizar esa temida charla superficial. Por ejemplo, veamos la pregunta "¿tienes algún plan para el fin de semana?".

Tu interlocutor responderá y dirá que sí o que no, y probablemente se explayará sobre cuáles son esos planes hasta cierto punto. En lugar de ir directamente a otra pregunta relacionada, asegúrate de dar un poco de información sobre tus propios planes. No entres en grandes detalles, sino simplemente di "eso suena muy bien, yo creo que voy a relajarme con mi pareja", como un ejemplo. De este modo, no disparas pregunta tras pregunta, ¡lo cual probablemente lo asustaría un poco!

AJUSTA LA CONVERSACIÓN

Un poco antes mencioné que algunos temas de conversación pueden ser un poco difíciles para algunas personas, y temas como la religión, la cultura y la política, en particular, pueden ser bastante sensibles para muchas personas. Lo mejor es evitarlos en la medida de lo posible, pero puedes dar con un tema difícil sin darte cuenta. Por ejemplo, puedes hablar accidentalmente de una experiencia que has tenido y que la otra persona la encuentre angustiosa debido a sus propias experiencias personales. No tienes forma de saberlo porque no conoces a la persona.

En esa situación, tienes que mantener la calma y simplemente ajustar ligeramente la conversación, desviando la atención del tema sensible y llevándola hacia algo más corriente. El clima es una gran opción en este caso, pero tienes que hacerlo de una manera que sea fluida y que no parezca que estás intentando limitar los daños.

Comprenderás que has dado con un tema difícil leyendo a la otra persona. Aquí es donde la empatía pasa a primer plano. Observa el lenguaje corporal de la persona: si se pone tensa, si no mantiene el contacto visual o si simplemente parece incómoda, lo más probable es que no se sienta del todo cómoda con el tema que has abordado.

Sé receptivo ante las diferencias en su lenguaje corporal y su postura general, y prepárate para ajustar la conversación en consecuencia. No tienes que dar un giro rápido, simplemente puedes reconducir la charla hacia algo menos conflictivo. Un buen desvío en este caso es un cumplido, tal y como empezaste la conversación. Esto puede sacar a la persona de su "momento" y devolverle el rumbo a la charla. En cualquier caso, basta con cambiar el tema de la conversación porque, al hacerlo, estás mostrando a la otra persona que has reconocido su malestar y que quieres ayudarla a superarlo. Te lo agradecerá y, sin duda, pondrá de su parte para que la conversación siga fluyendo, más allá de ese tema concreto.

LA CLAVE ES LA MENTALIDAD ABIERTA

Lo más importante que hay que recordar cuando se conversa con alguien es que no hay que juzgar, no hay que permitir que las ideas que se perciben nublen la mente y, desde luego, hay que dejar de lado los estereotipos. En pocas palabras, hay que tener la mente abierta.

Tener la mente abierta es la clave para mantener conversaciones de calidad que ayuden a establecer conexiones. Si te muestras más abierto a hablar con personas con las que probablemente no hablarías de otro modo, puede que aprendas algo nuevo, que encuentres un nuevo amigo con el que puedas establecer una fantástica relación y que puedas aumentar tus habilidades sociales y construir tu Inteligencia Emocional.

Como seres humanos, tendemos a juzgar a las personas con mucha dureza y rapidez, especialmente en la sociedad actual. Esto no favorece nuestras conexiones con otras personas porque estamos demasiado ocupados asumiendo que alguien no va a ser nuestro tipo de persona, por lo que no deberíamos intentar hablar con ella. También podemos tener miedo a otras personas porque tienen un aspecto determinado o porque pertenecen a una cultura o religión determinada. Todos estos son pensamientos e ideas que hay que eliminar de la cabeza.

Vale la pena conocer a todas las personas. No sabes con quién puedes conectar hasta que intentas buscar puntos en común y establecer una relación o un rapport. Evita la mentalidad cerrada simplemente viendo a una persona como un ser humano y un lienzo en blanco de historias, experiencias y diversión que podrías disfrutar conociendo.

Una vez que empiezas a ver a la gente de esa manera, la vida se vuelve más divertida porque quién sabe a quién podrías conocer. Podrías conocer al amor de tu vida, a tu nuevo mejor amigo o, simplemente, a alguien con quien mantener una gran conversación. Puede que aprendas algo, puede que no, pero, en cualquier caso, tener la mente abierta te permitirá ser mejor persona y conectar más fácilmente con los demás.

REFLEXIONES SOBRE EL CAPÍTULO

Crear un rapport no solo te da la confianza necesaria para llevar las conversaciones más allá, sino que es el primer paso para construir relaciones con la gente, ya sea profesional o personalmente. Todos tenemos algún punto en común, solo que en algunos casos hay que profundizar un poco más para encontrarlo.

Practica el uso de la charla trivial, los cumplidos y las preguntas para tratar de averiguar lo que puedes tener en común y, una vez que lo encuentres, utiliza ese tema para profundizar en la conexión.

7

LA HABILIDAD DE DESARROLLAR AMISTADES CON FACILIDAD QUE CAMBIA LA VIDA

Las amistades hacen que la vida sea más fácil, más divertida y, en general, más gratificante. Una vida sin amigos es aburrida y probablemente sientas que tienes que enfrentarte al mundo tú solo, sin ningún apoyo.

Sin embargo, conocer nuevos amigos puede ser un gran reto para alguien que carece de habilidades sociales y a quien le resulta difícil comunicarse. La buena noticia es que, como todos los temas de este libro, esto puede superarse y puedes esperar conocer muchos amigos nuevos, siempre que te abras a la posibilidad.

No todo el mundo va a acabar siendo tu amigo, pero eso no significa que no puedas tener grandes conexiones con otros a corto plazo, aunque solo sea una conversación. Sin embargo, saber cómo avanzar hacia la creación de conexiones con potencial de amistad es importante y es más fácil de lo que crees. En eso nos vamos a centrar en este capítulo.

CONSIGUIENDO LA VIDA SOCIAL QUE SIEMPRE HAS SOÑADO

Yo solía ver regularmente la serie de televisión "Friends". Ansiaba tener ese tipo de grupo de amigos tan unido que se apoyaba en las buenas y en las malas, que nunca se reía de los demás, que siempre se respaldaba y con el que siempre se podía contar para una buena noche de fiesta o para una charla rápida por teléfono.

Aunque no todo el mundo puede gozar de este tipo de círculo social, ni siquiera aquellos que son grandes socializadores, es posible tener una vida social satisfactoria, rodeada de personas a las que realmente llamas amigos. Es importante recordar que no todas las personas que conozcas resultarán ser quienes crees que son, y que a veces puedes acabar siendo engañado por alguien con malas intenciones, pero todas estas son lecciones que aprenderás cuando empieces a navegar por la vida con un elemento social activo. Por cada persona mala que conozcas, habrá varias personas buenas en su lugar, y es mejor centrarse en la experiencia y el disfrute que en intentar coleccionar un número determinado de amigos en la vida.

Como alguien que tiene problemas para socializar, puede resultarte muy difícil hacer amigos. Te metes en tu propia burbuja y te cierras en cierta medida. Yo lo hice. Esto no hace que sea fácil conocer gente y hace casi imposible que otras personas te vean como la persona cálida y amable que realmente eres.

Cuanto más aumentes tus habilidades sociales, más fácil te resultará socializar por diversión y, a medida que lo hagas, descubrirás que puedes conocer a nuevas personas que acabarán siendo tus amigas. No se sabe si seguirán siendo amigos de por vida o solo por una temporada, pero la construcción de tu vida social será más fácil si te esfuerzas un poco más.

AMIGOS, Y DÓNDE ENCONTRARLOS

Si quieres conocer nuevos amigos, tienes que salir a la calle y acudir a los lugares en los que los posibles amigos puedan estar mezclados. Por supuesto, es mejor intentar conocer gente que tenga el mismo tipo de intereses que tú y, en ese caso, piensa detenidamente en cómo tus principales intereses pueden llevarte fuera de casa y a situaciones en las que es probable que haya otras personas.

Es fácil pensar que debes sentarte en casa y vivir tu vida online porque parece más fácil y seguro, pero haciendo eso no estás saliendo ni poniendo a prueba tus habilidades sociales en absoluto. Esconderte detrás de un teclado no es divertido y no te va a ayudar a construir conexiones emocionales. Las conexiones que tienes con la gente que conoces online no te van a dar la misma satisfacción a menos que esas conexiones se trasladen al mundo exterior. En ese caso, la seguridad tiene que ser una prioridad.

En este sentido, ¿a dónde puedes ir para conocer a personas que tengan el mismo tipo de intereses que tú? Si te gustan las manualidades, puedes ir a una clase nocturna para aprender más sobre una posible manualidad que te guste y conocer a otras personas afines. Si te gusta bailar y mantenerte en forma, ¿qué tal si te apuntas a una clase de Zumba y conoces a otros bailarines? Si te gustan las trivias, ¿por qué no vas al concurso en el pub local? Hay muchos lugares a los que puedes ir para combinar tus intereses y conocer a otras personas, solo tienes que pensar de forma diferente.

Si quieres conocer gente en general, hay innumerables lugares a los que puedes empezar a ir por ti mismo para socializar con gente nueva. Cuanto más lo hagas, más seguro te sentirás a la hora de entablar conversaciones e intentar establecer un rapport. Encontrar gente es mucho más fácil de lo que crees. Veamos algunos lugares potenciales.

- Cafeterías
- Bares
- Paradas de transporte público/autobús
- Centros de voluntariado o mientras haces obras de caridad/recaudación de fondos
- Reuniones locales anunciadas en Internet
- Mientras paseas al perro en el parque
- Gimnasio
- Museos y galerías de arte
- Fiestas y reuniones familiares
- Clases de deporte y fitness, por ejemplo, yoga, clases de baile, etc.
- Clases nocturnas o de fin de semana
- Concursos en pubs
- Eventos deportivos
- Bodas
- Un equipo deportivo al que te uniste

- Lugar de trabajo
- Grupos religiosos
- Clubes de vinos/libros, etc.
- Festivales de música.

La lista continúa. Si eliges algo que realmente te interesa, es más probable que conozcas gente con la que tengas puntos en común. Eso significa que será más fácil establecer un rapport desde el principio y no tendrás que esforzarte tanto.

LOS HÁBITOS DE LAS PERSONAS QUE HACEN AMIGOS CON FACILIDAD

A algunas personas les resulta muy fácil conocer gente nueva y entablar una amistad. La mejor manera de emular sus esfuerzos es averiguar cuáles son sus hábitos y empezar a incorporarlos a tu propia vida. Puedes empezar a trabajar en estos hábitos ahora mismo.

Sé primero tu propio mejor amigo

No puedes esperar que otras personas quieran pasar tiempo contigo y que les gustes de verdad si tú mismo no te gustas mucho. Necesitas trabajar en tu relación contigo mismo antes de intentar hacer amistades con otros. Muchas personas tienen miedo de pasar tiempo a solas, pero en realidad es una de las cosas más nutritivas que puedes hacer. No se trata de estar solo, sino de elegir pasar tiempo en tu propia compañía.

Esto significa que estás más seguro de ti mismo, que no necesitas la compañía de los demás y que, en cambio, la deseas, lo cual es totalmente diferente.

Entonces, ¿cómo puedes mejorar tu relación contigo mismo? Alimenta tu alma, haz cosas que realmente te gusten, hazte cumplidos, lleva una lista de tus rasgos positivos y añade uno nuevo cada día, aprende más sobre quién eres y qué te hace vibrar, y no tengas miedo de hacer cosas por tu cuenta, como ir al cine o salir a cenar. Cuanto más seguro te sientas en tu propia compañía, mejor compañía serás para los demás.

Céntrate en las experiencias

Las personas amistosas no persiguen a la gente porque sí, sino que se centran en la experiencia. Esto significa que se centran en los lugares en los que pasan su tiempo y, como resultado, conocen a personas con las que es probable que se lleven bien.

En nuestra última sección, te dije a dónde debías ir para conocer gente nueva y que, si querías conocer gente con la que compartieras puntos en común, debías ir a lugares que te aportaran alegría e interés en primer lugar. Esto es lo que hacen las personas amables, y no para conocer gente, sino para disfrutar de una experiencia. Conocer gente es un efecto secundario agradable.

Estarás mucho más relajado y en tu elemento cuando estés en un lugar que te guste o haciendo una actividad que te haga feliz. Eso te convierte en una mejor versión de ti mismo y en alguien con quien los demás querrán conectar.

Sé positivo

Las personas positivas irradian alegría y son mucho más accesibles. ¿Preferirías pasar tiempo con alguien que es optimista o con alguien que es más parecido a Ígor de Winnie The Pooh? La gente preferirá el personaje de Tigger una y otra vez.

Desarrollar una actitud positiva aportará muchos beneficios a tu vida, sobre todo porque te ayudará a convertirte en una persona más cómodamente sociable. La positividad irradia desde ti y te hará más accesible, naturalmente te hará sonreír más, y todas estas son cualidades y elementos que hacen que una persona sea más amigable y tenga más probabilidades de entablar amistad con nuevas personas.

Empieza a decir "sí"

¿Sueles decir "no" cuando te invitan a salir a algún sitio o cuando se te presenta una nueva oportunidad? Es hora de empezar a decir "sí". Tienes que empezar a esforzarte un poco y salir de esa pequeña zona que te resulta tan cómoda. Si quieres conocer gente nueva, tienes que ir a donde es probable que esta gente esté y, desde luego, eso no va a suceder en el salón de tu casa.

Tanto si tienes miedo de probar algo nuevo como de salir cuando realmente no quieres hacerlo, anímate a intentarlo y tendrás muchas más posibilidades de conocer a personas que puedan convertirse en tus nuevos mejores amigos.

¡NO TENGAS MIEDO DE DAR EL PRIMER PASO!

Un hábito particular de las personas amistosas es la capacidad y la voluntad de dar el primer paso y romper el hielo. ¿Aterrador? Las primeras veces sí, pero después resulta sorprendentemente fácil.

Alguien tiene que ser el que dé ese primer paso, de lo contrario no pasará nada. No habrá conversaciones ni amistades como resultado de esas conversaciones. En algunas situaciones, otra persona puede ser la que dé ese primer paso, pero en muchas situaciones, vas a tener que ser tú.

Cuando eres un niño, hacer amigos es mucho más fácil. Los ponen a todos juntos en la escuela y forman un vínculo. También puedes establecer un vínculo por lo mucho que te gusta el juguete de alguien o su pelo, y es tan sencillo como eso. Es fácil suponer que la creación de amistades en la edad adulta es mucho más difícil, ¡pero en realidad la mecánica es la misma que cuando fuiste al jardín de infantes por primera vez! La única diferencia es que tienes muchos años de vida que te han obligado a construir muros a tu alrededor, miedos y preocupaciones. Esas son las cosas que te frenan y te impiden utilizar tus habilidades sociales para salir y conocer gente nueva.

Es hora de recurrir al espíritu del niño que solías ser y dar ese primer paso.

Un poco antes mencioné que hacer un cumplido a alguien es una forma estupenda de romper el hielo e iniciar una conversación, pero ¿cómo llegar a ese punto y prepararse para ello? No querrás abrir la boca y que tu voz salga temblando de miedo. La preparación es la clave.

- **No te prepares para el rechazo** - El miedo a ser rechazado te impedirá acercarte a la gente y dar el primer paso. Así que, en lugar de prepararte para el rechazo, prepárate para ser aceptado. Asume que le vas a gustar a esa persona, porque ¿por qué no irías a gustarle? No hay nada malo en ti, ¡eres maravilloso!

- **Olvida lo que pasa en las películas** - En las películas, las amistades se unen por el destino, pero, en la vida real, la mayoría de las amistades necesitan un poco de trabajo. Ten en cuenta que no va a caer en tu regazo y prepárate para la necesidad de dar ese primer paso. Respira hondo.

- **Recuerda que no tienes nada que perder** - Sin embargo, tienes todo que ganar. Intentar establecer una conexión con alguien no es algo negativo y no hay nada que puedas decir o hacer que haga que alguien piense lo contrario. Por supuesto, tienes que asegurarte de causar una impresión positiva y decir las cosas correctas, pero ya hemos visto cómo hacerlo. Desecha cualquier pensamiento que te haga pensar que todo depende de esta conversación: no es así, es solo una charla.

- **Prepárate para seguir haciendo lo que estás haciendo** - Una vez que has dado el primer paso y has establecido una conexión con alguien, la amistad no va a surgir de la noche a la mañana. Vas a tener que seguir apareciendo en el lugar donde conociste a la persona, mantener esa conexión encendida y en crecimiento. Requiere trabajo, pero vale la pena.

- **Aprende a ser tú mismo** - Para algunas personas, dar el primer paso es aterrador, así que fingen ser alguien que no son y se ponen una especie de máscara. Hacer eso puede servir para superar ese primer encuentro, pero la persona con la que hablas no está conociendo a tu verdadero yo. También es agotador tratar de ser alguien que no eres, y no estás siendo genuino. Sé tú mismo. Eres maravilloso y tienes que seguir diciéndote eso.

Desafortunadamente, romper el hielo, iniciar la conversación, dar el primer paso, como quieras llamarlo, realmente se reduce a respirar profundamente y simplemente hacerlo.

NO TODO EL MUNDO ESTÁ EN EL MISMO CAMINO, ASÍ QUE SIGUE ADELANTE

Antes de terminar este capítulo sobre cómo hacer amigos, es importante mencionar una cosa.

No todas las personas que conozcas van a ser alguien con quien conectes o con quien quieras conectar después de hablar durante unos minutos. No es posible llevarse bien con todo el mundo en la vida y siempre habrá personas con las que no "congeniemos". Esto está bien, de hecho, es perfectamente normal y le pasa a todo el mundo. No pienses que has fracasado de alguna manera o que tus intentos de entablar una conversación no han funcionado. Simplemente sucede que los dos no están destinados a ser amigos y que tienen sus propios caminos por recorrer.

Céntrate en lo positivo de la situación, como el hecho de haber tomado la iniciativa, haber aprendido algo nuevo, haberte dado cuenta de que no querías ser amigo de esa persona y, por lo tanto, ahorrarte tiempo. Sea cual sea el aspecto positivo, tómalo.

También puede ser que alguien no quiera ser tu amigo.

El rechazo duele, pero a veces es inevitable en la vida. No tienes ni idea de cuál es la razón por la que esa persona no quiere ser tu amiga y realmente no necesitas saberlo. Mientras no hayas hecho nada malo, es decir, no le hayas hecho daño ni le hayas molestado de ninguna manera, sigue adelante y encuentra a otra persona que merezca tu tiempo.

Puede ser que la persona en cuestión conozca a alguien cercano a ti y no quiera mezclar las cosas, o puede ser que simplemente no le gustes, y eso también está bien.

El dicho de que "los amigos son la familia que elegimos" es cierto. Si alguien no quiere ser tu amigo o te rechaza de alguna manera, eso no es un reflejo de ti y simplemente es algo que debes ignorar para poder seguir adelante. No digo que no sientas que te han dado una patada, porque sí, a nadie le gusta que lo rechacen, pero no vas a ser del agrado de todo el mundo.

Si todo el mundo se llevara bien con todo el mundo, no funcionaría. Parecería algo idílico, pero en realidad sería un desastre. Se supone que debemos estar cerca de las personas con las que vibramos, con las que tenemos puntos en común y con las que establecemos un rapport. No es posible llevarse bien con todo el mundo porque, a veces, nuestras diferencias de opinión no encajan.

Si alguien te rechaza de esta manera, sé amable contigo mismo. Ten en cuenta que no has hecho nada malo, que no es un reflejo de tu carácter, y en su lugar, mantén a tus verdaderos amigos más cerca de ti e invierte más tiempo en ellos. Además, anímate por haber intentado entablar una amistad con alguien nuevo utilizando tus habilidades sociales, ya que eso demuestra un verdadero progreso en tu camino hacia el dominio de la comunicación.

REFLEXIONES SOBRE EL CAPÍTULO

Los amigos mejoran la vida, eso es un hecho. Sin embargo, no a todo el mundo le resulta fácil salir a conocer gente nueva que pueda convertirse en amigos. La buena noticia es que puedes practicar y aprender. Aunque es posible que nunca llegues a establecer la relación que tenían Mónica, Chandler, Joey y otros, podrás crear conexiones con personas que disfruten de las mismas cosas que tú.

Sé valiente y da el primer paso, ten en cuenta que los demás probablemente también estén preocupados por dar el primer paso y romper el hielo, y simplemente sal ahí fuera y disfruta. Al hacerlo, descubrirás que la gente gravita hacia ti de forma natural, porque pareces una persona alegre y optimista.

8

VE MÁS ALLÁ DE LA CHARLA BÁSICA SIN QUEDARTE SIN COSAS QUE DECIR

Cuando se trata de iniciar una conversación con gente nueva, algo que le da miedo a la mayoría de la gente es quedarse sin nada que decir.

Es incómodo. Te quedas de pie o sentado sin saber qué decir, tu mente se queda en blanco, la otra persona también se tambalea sin saber qué decir o hacer, y tú quieres que el suelo se abra y te trague.

He estado en esta situación varias veces, pero ¿sabes qué? Sigo aquí. He sobrevivido y no ha pasado nada terrible, y tú también sobrevivirás.

En este capítulo voy a hablar de por qué recurrir a las conversaciones triviales no es solo relleno o palabrería, y por qué a veces puede ser una forma estupenda de rebajar la temperatura de una conversación difícil o de pasar un rato mientras te llega la inspiración para los temas de conversación de nuevo. También te voy a dar algunas ideas para que las utilices en tus conversaciones, para que nunca te quedes sin cosas que decir. ¡Puede que solo necesites un minuto para recordarlas!

EMPEZAR CON UNA CONVERSACIÓN TRIVIAL NO ESTÁ MAL

Existe la opinión de que las conversaciones triviales no valen la pena. Yo no estoy de acuerdo. Las conversaciones triviales no son un mero relleno, sino una forma de saber más sobre una persona, de hacer preguntas y de profundizar un poco más. De este modo, aumentas tu confianza y evitas saltar demasiado rápido a las conversaciones profundas. Las conversaciones triviales te ayudan a encontrar ese importante terreno común del que hablábamos antes; no puedes acercarte a alguien y preguntarle qué tiene en común contigo, tienes que ser más sutil.

Las conversaciones triviales son una herramienta muy valiosa para ayudar a establecer una relación y, aunque la mayoría de la gente no las disfruta, asumiendo que no tienen sentido, desviar la atención de ese punto de vista y comprender que sí son útiles, puede favorecer la participación en las conversaciones generales con más facilidad.

Por supuesto, cuando experimentas una de esas pausas momentáneas en la conversación, la charla trivial puede ser tu salvadora. Esto te ayuda a evitar que la conversación termine prematuramente o de forma incómoda. ¿Quién dijo que la charla trivial no valía la pena?

La charla trivial debe abarcar temas generales y no profundizar demasiado en áreas específicas o temas controvertidos. Me refiero a cosas como el clima, una noticia de entretenimiento importante, las próximas vacaciones, los deportes o eventos de actualidad ligeros. Por lo general, se puede confiar en estas cosas. Por ejemplo, "¿viste los Oscars anoche? Algunos de esos vestidos eran increíbles". O, "anoche vi el partido con mi pareja, ¿te gustan los deportes?".

Como puedes ver, las conversaciones triviales desvían la atención de cualquier cosa demasiado profunda, pero permiten que la conversación continúe, por lo que poco a poco se va creando ese rapport.

La conversación trivial también puede referirse a lo que ocurre a tu alrededor, por ejemplo, si estás en una parada de autobús y un coche pasa demasiado rápido, o si de repente llueve muy fuerte y sorprende a todo el mundo.

En una situación de trabajo, la conversación trivial no tiene por qué versar sobre el trabajo en sí, sino que puede referirse a cosas que los conecten como colegas, por ejemplo: "Jenny, muchas gracias por hacer esas galletas en la cantina, son fantásticas" o "¿qué planes tienen todos para el fin de semana?".

Las conversaciones triviales deben considerarse una herramienta positiva que ayuda a entablar conversaciones y a establecer un rapport en lugar de ser algo que nos avergüence internamente.

BAJA EL NIVEL DE TU FILTRO

Todo el mundo tiene un filtro, pero el hecho de que te cueste socializar significa que quizás tu filtro está demasiado alto.

Tu filtro está en la voz interna que te dice que no digas algo porque es inapropiado, que a la gente no le va a gustar o que quizá se reirán de ti.

A lo largo de cada día, tenemos innumerables pensamientos, un diálogo interno que utilizamos para hablar con nosotros mismos y luchar con ideas y sentimientos. Cuando no tienes filtro, significa básicamente que cada pensamiento o idea que entra en tu mente también sale de tu boca. Básicamente, no filtras nada de lo que dices.

Esto es bueno y malo a la vez.

No pensar antes de hablar no es recomendable. Puedes decir algo que ofenda a alguien, puedes decir algo que realmente no sea apropiado, ¡o puede que desees haber mantenido la boca cerrad! Sin embargo, tener el filtro demasiado alto es igual de perjudicial.

Si mantienes el filtro alto, no te permites pensar en temas de conversación libremente. Estás demasiado estructurado, demasiado controlado. Algunos de tus pensamientos e ideas serán excelentes temas de conversación y de relleno, pero tienes que eliminar los inapropiados o extraños y utilizar los buenos.

Reprimirte al momento de tener una conversación no va a ayudarte a desarrollar tus habilidades sociales y, básicamente, estás obstaculizando tu propio camino. Es mejor que permitas que tu filtro se sitúe en un nivel medio. No tengas miedo de dejar salir tu diálogo interior, pero haz una pequeña revisión antes de que salga de tu boca.

TUS INTERESES SERÁN ÚTILES

Si te cuesta encontrar temas de conversación, apóyate en algo que te resulte familiar, como tus intereses. Estos nunca te defraudarán y la pasión que sientes por ellos se transmitirá a tu interlocutor. Es incluso más útil si esa persona comparte los mismos intereses que tú, o tal vez si tiene ganas de aprender más sobre ellos.

A la mayoría de la gente le gusta ver películas, leer o pasear por la naturaleza, así que esos son temas bastante seguros, pero si tienes una afición o un pasatiempo diferente o inusual, no tengas miedo de hablar de ello. La otra persona se interesará por lo que haces y por cómo lo haces, ¡y quizá decida dedicarse a ello también!

Sin embargo, cuando hables de tus aficiones, no les restes importancia. Muchas veces, las personas que tienen problemas con las habilidades sociales tienden a restar importancia a todo lo que es positivo en su vida. Sé que yo solía hacerlo. Tenía una actitud y un sentido de la autoestima bastante despectivos, lo que hacía que me resultara especialmente difícil aceptar los cumplidos. Afortunadamente, a medida que ha crecido mi confianza, esto ha cambiado, pero en aquel entonces, me gustaba restar importancia a cualquier cosa que me interesara o en la que fuera bueno. Supongo que era porque tenía miedo de que se rieran de mí o de que los demás no lo encontraran tan interesante como yo.

Sin embargo, he aprendido que ese no es el objetivo de tener aficiones. Si te gusta algo, ¿por qué ocultarlo? Habla de ello y compártelo con la otra persona. Comparte un poco y ve cómo te responde, y cuando te haga preguntas, respóndele en profundidad, haciéndole preguntas sobre sus aficiones para que también participe en la conversación.

Las aficiones pueden ser una buena forma de reavivar una conversación que puede estar empezando a estancarse un poco o de iniciar una conversación en primer lugar. ¡No siempre tiene que ser sobre el clima!

HABLA DE LAS NOTICIAS ACTUALES

Antes he mencionado que es mejor evitar los temas especialmente delicados, como la política o la religión, y también he mencionado las grandes noticias. Sin embargo, si la noticia no es demasiado problemática como para hablar de ella o si no se trata de algo que vaya a molestar a la otra persona, es una buena forma de iniciar una conversación y de mantenerla.

Sin embargo, hay que tener en cuenta algunas cosas cuando se utilizan las noticias para iniciar una conversación. No todo el mundo tiene la misma opinión que tú, y las noticias son, en su mayoría, multidimensionales. Por ejemplo, si hablas de las elecciones presidenciales de los Estados Unidos, puedes encontrarte con alguien que apoye al otro tipo mientras que tú estás firmemente en el lado opuesto. A la mayoría de la gente le resulta fácil sortear esta situación, pero es posible que te dirijas a alguien extremadamente apasionado por este tema y que, como resultado, sus interrupciones aumenten en lugar de facilitar la creación de un rapport.

Lo más importante que hay que recordar es que si tienes puntos de vista muy fuertes sobre ciertos temas, no juzgues ni menosprecies a la otra persona. Ella puede tener sus opiniones y puntos de vista tanto como tú, y si la subestimas o le demuestras que no te tomas en serio su punto de vista, te estás encaminando hacia una primera impresión muy negativa, que puede que nunca se supere.

Escucha a la otra persona, deja que hable de su punto de vista, asiente con la cabeza y demuestra que estás escuchando, y sé lo más abierto posible. Recuerda que no todos podemos ser iguales, no todos podemos pensar y creer lo mismo. Eso es lo que hace que la vida y los seres humanos sean tan maravillosos: somos un enorme crisol de diferencias que son igual de maravillosas entre sí. Juzgar a alguien por tener una opinión diferente a la tuya es una actitud cerrada y eso es un rasgo bastante negativo. Nunca se sabe si, al escuchar la opinión de alguien sobre un tema concreto, se puede aprender algo o cambiar la opinión propia.

Sin embargo, en la mayoría de los casos, cuando se habla de la actualidad, es mejor limitarse a temas "seguros". Si ha habido un terremoto, la erupción de un volcán o un fenómeno meteorológico adverso, son temas de los que se puede hablar con bastante seguridad y ambos pueden empatizar con los implicados.

Las noticias de famosos y del mundo del espectáculo también pueden ser un tema seguro, al igual que cualquier otra cosa que no lleve a una discusión acalorada. Sin embargo, no hay que evitar automáticamente las discusiones acaloradas, ya que pueden ser las que los unan y creen esa futura amistad. No obstante, recuerda siempre que, si es necesario, hay que estar de acuerdo en no estar de acuerdo.

¿HAS OÍDO HABLAR DE LA TÉCNICA DE LA BOLA DE NIEVE?

Una buena manera de asegurarte de que nunca te quedes sin cosas que decir es utilizar la técnica de la bola de nieve.

La idea de esta técnica parte de un pequeño tema al que se le dan vueltas, luego se añaden opiniones y puntos de vista por parte de varias personas hasta que se convierte en una conversación más grande, involucrando a varias personas o abriendo a ambas partes a expresar sus opiniones.

Puedes utilizar esta técnica para mantener la conversación y la atención de la otra persona sin tener que preocuparte de que se aburra o no sepa qué decir. También aprenderás mucho sobre la otra persona utilizando esta técnica, lo que te ayudará a buscar puntos en común y, con suerte, a establecer un rapport.

- **Paso 1 - Haz una pregunta pero envuélvela en algo menos obvio** - Tienes que empezar la técnica haciendo una pregunta, pero no quieres que la otra persona sienta que la estás entrevistando. Para ello, envuelve la pregunta en una observación para hacerla más conversacional, como "Yo también trabajo en el hospital, ¿en qué departamento trabajas?"

- **Paso 2 - Asegúrate de escuchar con atención** - Demuéstrale a la otra persona que la estás escuchando manteniendo el contacto visual, asintiendo con la cabeza y haciendo ruidos agradables, como "ajá", "mmm", "oh". Esto también es ideal para iniciar la conversación, ya que desvía la atención hacia ti y te ayuda a ganar confianza.

- **Paso 3 - Repite lo que has aprendido pero añade algo más** - La clave es no hacer esto como un loro, sino mostrarle a la otra persona que estabas escuchando para animarla a continuar y llevar la conversación a otro tema o ampliar el actual. La mejor manera de hacerlo es dar tu opinión sobre lo que te acaba de decir. "Ah, trabajas en el departamento de rayos X, seguro que es muy interesante. ¿Cuánto tiempo llevas trabajando allí?"

- **Paso 4 - Repite el paso anterior** - La idea es seguir añadiendo algo más a la conversación y profundizar un poco más. Así, cuando te diga cuánto tiempo ha trabajado en el departamento de rayos X, podrás añadir otro detalle y luego otra pregunta. "Mi amigo solía trabajar en el departamento de rayos X en otro hospital, lo disfrutaba mucho, ¿te gusta?". Esto también tiene la ventaja añadida de ayudar al otro a que se abra un poco más, lo que te ayudará a averiguar si existe ese terreno común tan importante para establecer un rapport.

- **Paso 5 - Recuerda un detalle anterior** - La idea no es solo mantener la conversación fluida, sino también asegurar que es auténtica y que la otra persona sabe que estás prestando atención. Una buena forma de hacerlo es recordar algo que te haya dicho antes y utilizarlo para llevar la conversación aún más lejos. "Has trabajado en el departamento de rayos X durante seis años, ¡eso es mucho tiempo! ¿Qué hacías antes?"

Como puedes ver, la conversación va tomando impulso, justo como una bola de nieve que rueda colina abajo. El objetivo es que, a medida que vayas haciendo preguntas, la persona se abra más a ti y también te haga preguntas que permitan que la conversación se convierta en algo polifacético. Es una técnica estupenda porque te da una estructura general que seguir y te permite sentirte seguro de que no te vas a quedar sin nada que decir.

REFLEXIONES SOBRE EL CAPÍTULO

Una de las mayores preocupaciones de las personas que carecen de habilidades sociales es que, si entablan una conversación, se van a quedar sin cosas que decir. Hay un millón de cosas de las que hablar, solo sucede que estas te eluden en ese momento porque estás nervioso. Relájate y permítete utilizar tus intereses o las noticias para entablar una charla ligera. La idea de que la charla trivial es inútil es completamente errónea. La misma te permite buscar ese importantísimo punto en común.

Practica también la técnica de la bola de nieve, incluso si tienes que practicar en el espejo para empezar. Es una forma estupenda y estructurada de dar impulso a una conversación y te da más confianza para seguir adelante también.

9

HABLAR NO LO ES TODO - APRENDE A SER UN OYENTE EFICAZ

Recuerda nuestro primer capítulo, en el que expliqué en detalle qué es la Inteligencia Emocional (EQ). ¿Recuerdas los elementos que componen la Inteligencia Emocional? Uno de ellos era la escucha.

Una gran parte de la comunicación no tiene nada que ver con lo que dices y sí con cómo te presentas a la otra persona. Además, también tiene que ver con la forma en la que la entiendes, a través de la lectura de su lenguaje corporal y también escuchando lo que dice y lo que no dice.

Por ejemplo, si la otra persona está hablando rápido y parece un poco alterada, ¿eso te indica que está nerviosa? ¿O tal vez está mintiendo? Si alguien está inquieto, evita el contacto visual y tropieza con sus palabras, ¿qué te diría eso? Estas son todas las formas en las que puedes construir una imagen de lo que realmente está sucediendo y, por lo tanto, aprender a comunicarte de una manera mucho más eficaz.

En este capítulo vamos a centrarnos en el arte de escuchar. Puede que pienses que escuchar es muy fácil; literalmente, solo tienes que, bueno, escuchar. Sin embargo, no se trata solo de escuchar las palabras, sino de armar una imagen. No todo el mundo dice lo que quiere decir o te cuenta la historia completa. Escuchar te permitirá leer esa situación con precisión. Además, escuchar y mostrarle a la otra persona que la estás escuchando profundizará la conexión que estás construyendo, mantendrá esa relación y te ayudará a construir tu círculo social o incluso a avanzar un poco más en tu carrera profesional.

No llegarás a ninguna parte en este viaje sin aprender a escuchar. En particular, hay que aprender el arte de la escucha activa. Exploremos un poco más este tema.

RECUERDA QUE UNA CONVERSACIÓN NO ES UNIDIRECCIONAL

Para que una conversación sea enriquecedora y te ayude a establecer un rapport, debe ser bidireccional. Esto significa que una persona habla mientras la otra escucha, y luego intercambian tareas, manteniendo el intercambio durante toda la conversación. Sin este movimiento de ida y vuelta, la conversación no funciona.

Al escuchar, se aprende más sobre la persona y el tema del que habla, se crea ese rapport tan importante para establecer conexiones y se puede averiguar fácilmente si tú y esa persona tienen mucho en común.

Si buscas una definición de escuchar, verás que es algo más que oír. Es ser capaz de entender el mensaje que alguien te transmite con sus palabras y, al mismo tiempo, demostrarle que estás interesado y prestas atención. Puedes demostrar que estás prestando atención asintiendo con la cabeza, haciendo ruidos agradables, manteniendo el contacto visual (aunque no constantemente, eso no sería más que incómodo), repitiendo lo que te ha dicho en una versión resumida y haciendo preguntas.

Todos estos son pasos importantes para añadir a tu repertorio de habilidades sociales y aumentar tu nivel de comunicación de forma natural.

POR QUÉ ES TAN IMPORTANTE ESCUCHAR

Te preguntarás por qué es importante escuchar. ¿Decir lo que hay que decir en el momento adecuado y captar la idea general es suficiente? Para nada. La gente no es tonta y va a percibir si no estás prestando atención. Incluso una mirada en la dirección opuesta durante un par de segundos de más, un suspiro inoportuno o no captar del todo el final de la frase pueden indicarle a la otra persona que no estás en sintonía con lo que está diciendo. Al hacerlo, no solo estás siendo bastante grosero, sino que también estás perjudicando el rapport que te has esforzado en construir, o, si es la primera vez que te encuentras con esa persona, le estás dando una primera impresión muy pobre de ti.

No subestimes nunca la importancia de escuchar y ten en cuenta que va mucho más allá de las palabras. Oír es literalmente eso, oír sonidos, y nada más. Sin embargo, escuchar es oír las palabras, juntarlas para darles un significado e interpretar cómo ese significado se relaciona con el resto de la información que estás recopilando. Cuando aprendes a ser un oyente activo y eficaz, todo esto se hace simultáneamente, en cuestión de segundos y sin demasiado esfuerzo, pero antes de llegar a ese punto, tendrás que prestar mucha más atención de la que normalmente prestas.

Escuchar es importante por muchas razones:

- La comunicación de calidad es imposible sin escuchar
- Cuando escuchas efectivamente, estás demostrándole a la otra persona que le prestas atención
- Mantiene la conversación y evita los silencios incómodos
- Te ayuda a entender el punto de vista de la otra persona y, por lo tanto, aumenta tu empatía
- Evita malentendidos y errores de juicio
- Nos ayuda a conectar con otras personas de la forma más sencilla
- Nos ayuda a reunir el verdadero significado de las palabras de alguien, interpretando al mismo tiempo sus señales no verbales
- Te ayuda a buscar puntos en común que te ayuden a establecer un rapport y conexiones de calidad con otras personas
- Te ayuda a resolver problemas y cuestiones que pueden ser causa de conflicto
- Ayuda a la otra persona a sentirse respetada y comprendida
- Lleva tu carrera y tu vida personal a otro nivel

¿Cuántas veces has estado en compañía de alguien que parece un poco "apagado"? Su lenguaje corporal es escaso, no mantiene el contacto visual, parece decaído y te habla de forma lenta y sin interés. Cuando le preguntas qué le pasa, te dice "nada, estoy bien". ¿Le crees? Si no sabes escuchar, sí, tomarás sus palabras al pie de la letra y supondrás que, efectivamente, está tan bien como dice. Sin embargo, cuando aprendas a utilizar la escucha activa, sabrás que sus palabras se contradicen con sus señales no verbales y que en realidad está ocultando sus verdaderas emociones. Cuando llegues a ese punto, sabrás que tu nivel de Inteligencia Emocional ha subido porque es cuando estás mostrando verdadera empatía.

TU GUÍA PASO A PASO PARA CONVERTIRTE EN UN OYENTE EFICAZ

Ya sabes por qué es importante escuchar y sabes que te va a ayudar a desarrollar tus habilidades sociales y a convertirte en un fantástico comunicador, pero ¿cómo pasar de donde estás ahora a ser un oyente eficaz?

Paso 1 - Piensa en cada conversación como un método para aprender algo

La mejor manera de abordar una conversación es pensar en el aprendizaje. Al pensar de esta manera, tendrás más ganas de escuchar y, como resultado, descubrirás que realmente sintonizas con lo que se dice y cómo se dice. Asume que cada una de las personas con las que mantienes una conversación es una maestra de alguna manera.

Paso 2 - Reduce la velocidad y deja de pensar en lo que vas a decir a continuación

Cuando estás nervioso por mantener una conversación con personas que no conoces, es fácil tratar de anticipar lo que vas a decir a continuación. Sin embargo, al hacer eso, en realidad estás obstaculizando tus esfuerzos por escuchar y también estás haciendo que todo parezca y se sienta poco natural. Dirige tu atención hacia la persona que está hablando y préstale toda tu atención. Aparta de tu mente cualquier otro pensamiento.

Paso 3 - Fomenta el diálogo con preguntas abiertas

Necesitas algo que valga la pena escuchar y eso significa dar a la otra persona la oportunidad de hablar. Anímale a hablar haciéndole preguntas abiertas, evitando cualquier cosa que pueda llevar a una respuesta de "sí" o "no". Esta es una pregunta cerrada y es un verdadero asesino de la conversación. Por supuesto, una vez que hagas una de estas preguntas y la persona empiece a hablar, sintoniza con ella por completo.

Paso 4 - Muéstrale a la persona que la estás escuchando

Tienes que hacer que la otra persona sepa que la estás escuchando y eso hará que la conversación continúe. Para ello, asiente con la cabeza a lo que dice, refleja su lenguaje corporal (veremos más detalles más adelante), mantén el contacto visual y haz ruidos de aliento con moderación, como "ajá" o "mmm".

Paso 5 - Resume lo que has oído

Esto no solo ayuda a tu comprensión, sino que le confirma a la otra persona que la has escuchado. Además, así te aseguras de que no haya malentendidos. No hace falta que se lo repitas todo, simplemente realiza un resumen rápido del tipo "¿fuiste al parque porque oíste que el perro estaba suelto?" o cualquier otra cosa que hayas entendido de la conversación.

Paso 6 - Presta atención a tu lenguaje corporal y a tus expresiones faciales

Asegúrate de no hacer nada que pueda indicarle a la otra persona que no estás escuchando o que prefieres estar en otro sitio. Esto incluye poner una cara extraña sin darte cuenta o suspirar en el momento equivocado. Voy a explicar mucho más sobre el lenguaje corporal en un capítulo posterior, pero sin duda es algo que debes tener muy en cuenta porque dice mucho.

Es especialmente importante que seas consciente de tus expresiones faciales si la persona con la que hablas está diciendo algo con lo que no estás de acuerdo o que te resulta extraño. Recuerda respetar el punto de vista o la opinión de la otra persona y no juzgarla y tener la mente abierta. Eso incluye mostrarle a la otra persona que también aceptas completamente su punto de vista.

5 COSAS QUE LA MAYORÍA DE LA GENTE HACE MAL EN LAS CONVERSACIONES, Y CÓMO APRENDER DE ELLAS

Hay muchos hábitos y comportamientos que desbaratan una conversación y hacen mucho menos probable que se establezca un rapport o que la persona que habla se sienta escuchada y tomada en serio. Es importante saber si estás desarrollando alguno de estos hábitos o si ya los estás utilizando porque ese conocimiento te ayudará a cambiar tus tácticas y a erradicar estos hábitos de tu vida.

Veamos 5 cosas concretas que la gente hace mal en las conversaciones, sobre todo cuando se supone que las mismas deberían estar escuchando. Si te das cuenta de que estas son cosas que haces, presta atención a los consejos sobre qué hacer en su lugar y sé más consciente cuando tengas conversaciones en el futuro. Es muy fácil que te concentres en otras cosas cuando tienes un bajo nivel de confianza relacionado con tus habilidades sociales, pero si vuelves a prestar atención al interlocutor, podrás demostrarle que lo estás escuchando completamente.

Error 1 - Sacar conclusiones precipitadas o hacer juicios rápidos

Deja que la persona termine antes de dar tu opinión sobre la situación. En primer lugar, eso significa que te has formado un juicio sobre el problema o la situación, y eso no es algo que debamos hacer cuando intentamos comunicarnos con los demás.

En lugar de eso, deja que la persona termine y mantén la mente abierta, recordando que todo el mundo tiene su punto de vista y que es tan válido como el tuyo. No tienes que estar de acuerdo con esa persona, y tampoco tienes que demostrarle que no lo estás.

Error 2 - Hacer varias cosas a la vez o soñar despierto

Si tu mente no está en lo que la persona está diciendo, se va a dar cuenta y se va a sentir bastante agraviada porque tu atención no está en ella. No te permitas pensar en las cosas que tienes que hacer, o escuchar a medias la conversación y a medias la radio. Tampoco intentes pensar en lo que vas a decir a continuación. Es comprensible que lo hagas si estás un poco nervioso al hablar con gente que no conoces, pero al distraerte de esta manera, no te estás permitiendo escuchar correctamente y la otra persona lo notará.

Error 3 - Ofrecer una solución

La gente no siempre habla de las cosas porque quiera un consejo o una solución, a veces solo está hablando y siendo educada. Si siempre interrumpes e intentas ofrecer una solución, significa que no estás mostrando empatía porque no te estás poniendo en su lugar. En lugar de eso, estás siendo proactivo, lo que es una cosa completamente diferente.

Puede que tengas las mejores intenciones, pero es posible que esa persona no quiera tu consejo y simplemente quiera hablar. Si quiere una solución o un consejo, debes saber que te lo pedirá y entonces estás en tu derecho de ofrecer una sugerencia, no antes.

Error 4 - Interrumpir

Es posible que estés emocionado porque has escuchado algo sobre lo que tienes experiencia y quieres exponer tu versión de la historia, pero interrumpir es un enorme error cuando otra persona está hablando.

Puede que no estés tratando de terminar la conversación antes de tiempo, pero le muestra a la otra persona que estás demasiado ocupado para escuchar y que quieres que vaya al grano ya. Esto no va a dejarte bien parado y es un gran destructor de la conversación. Si quieres decir algo, espera a que el otro termine.

Error 5 - Cambiar de tema o desviarlo

A veces nos acordamos de algo a mitad de una conversación y queremos decirlo antes de que se nos vuelva a olvidar. Sin embargo, si cambias o desvías el tema le transmites a la otra persona que no te interesa lo que estaba hablando y que te aburres. Puede que no sea el caso, pero así se percibe.

Si de verdad quieres decir algo que no tiene nada que ver con la conversación original, trata de entrelazarlo o vincularlo de alguna manera. Puede que tengas que ser creativo, pero es mejor que cambiar bruscamente el rumbo de la conversación.

REFLEXIONES SOBRE EL CAPÍTULO

Escuchar es una habilidad infravalorada que puede hacer o deshacer tus esfuerzos de comunicación. El más mínimo indicio de que no estás prestando realmente atención puede hacer que alguien evite volver a hablar contigo y puede crear una primera impresión muy negativa.

Sin embargo, al escuchar correctamente, se gana mucho. No solo se aprende algo nuevo, sino que se crea un rapport con alguien que puede resultar ser alguien con quien socializar o un buen contacto profesional.

Practica tu capacidad de escucha haciendo algo más que escuchar las palabras.

EL LENGUAJE CORPORAL ES LA CLAVE DEL ÉXITO EN LAS INTERACCIONES

A lo largo de este libro hablé varias veces del lenguaje corporal y te aseguré que más adelante íbamos a profundizar en el tema. ¡Ahora es ese momento!

El lenguaje corporal es uno de los métodos más poderosos de hablar que posees, y para usarlo, ni siquiera tienes que abrir la boca. Ser capaz de leer el lenguaje corporal de otras personas te permite entenderlas en mucho más detalle y también te permite jugar el papel de detective en algunos aspectos. No todo el mundo dice exactamente lo que quiere decir, pero su lenguaje corporal siempre lo delata.

En este capítulo voy a hablar de lo que es el lenguaje corporal, de por qué es importante saber leerlo y de por qué tienes que estar muy atento al tipo de lenguaje corporal que muestras a otras personas.

NO TODO TIENE QUE SER VERBAL

La comunicación no verbal es tan importante como la verbal y, en algunos casos, incluso más. Alguien puede decir palabras, pero su lenguaje corporal puede contradecirlas totalmente. Antes he puesto el ejemplo de alguien que dice "estoy bien", cuando en su lenguaje corporal está encorvado y no te mira a los ojos. Cuando eso ocurre, es más probable que creas lo que te dice su lenguaje corporal que sus palabras, porque es muy convincente.

El lenguaje corporal es solo un tipo de comunicación no verbal. Los otros incluyen los gestos faciales, la forma de hablar, si mantienes el contacto visual y los gestos con las manos. Todas estas son formas tácitas de comunicar lo que realmente queremos decir y, por lo general, lo que realmente sentimos.

Cuando eres capaz de leer el lenguaje corporal, obtienes el mensaje completo y el significado íntegro de lo que alguien está tratando de decirte o, en algunos casos, de lo que está tratando de no decirte. Esto te convierte en un comunicador eficaz y te permite establecer un verdadero rapport.

Una persona con un buen nivel de Inteligencia Emocional es capaz de leer las señales no verbales con gran rapidez e incluso suele intuir cuando algo no va bien. No se trata de una capacidad psíquica, sino de que es capaz de leer las señales de forma rápida y eficaz y de recomponer la imagen. Esto indica lo poderosas que son estas señales no verbales, incluso más que las palabras verbales. Si enfrentamos a ambas cosas, el lenguaje corporal ganará siempre.

UTILIZANDO EL LENGUAJE NO VERBAL EN BENEFICIO PROPIO

En tu camino para convertirte en un maestro de la comunicación, tienes que dar mucha importancia al lenguaje corporal y ser capaz de utilizar estas señales no verbales a tu favor durante una conversación. Puedes hacer que la otra persona se sienta cómoda asegurándote de que tu lenguaje corporal sea suave, abierto y relajado, o puedes mostrar que vas en serio si lo necesitas, sentándote erguido y pareciendo profesional.

Cuando entiendas un poco mejor el lenguaje corporal, podrás utilizarlo para mostrar tus intenciones y asegurarte de que la otra persona no se lleve una impresión equivocada de ti. También te ayuda a mostrarle a los demás que los estás escuchando, y evita que te malinterpreten y que te confundan.

El otro punto positivo es que, cuando entiendes el lenguaje corporal, puedes leerlo y utilizarlo para pensar en cosas interesantes que decir. El lenguaje corporal puede guiar la conversación de cierta manera porque te da pistas sobre las emociones subyacentes de tu interlocutor. Puedes utilizarlo para mostrar empatía, incluso para ayudarlo y animarlo a abrirse.

Lo único que hay que hacer es saber cómo es el buen lenguaje corporal en comparación con el malo. Esto es algo que exploraremos en las próximas secciones.

TODO ESTÁ BIEN: LAS SEÑALES POSITIVAS NO VERBALES

Para empezar a trabajar en el uso de señales no verbales positivas y eliminar algunas de las negativas, tienes que ser más consciente del lenguaje corporal que estás mostrando a los que te rodean. Esto va a llevar bastante tiempo al principio porque es posible que no tengas ni idea de que estás mostrando un ejemplo negativo o quizás positivo al mundo.

Simplemente sé más consciente de lo que haces cuando te comunicas, de cómo te muestras, de lo que hace tu cara, de lo que hacen tus manos y de cómo estás de pie. Con el tiempo, el lenguaje corporal positivo se convertirá en algo habitual.

Veamos algunos ejemplos de comunicación no verbal positiva y cómo puedes empezar a entrelazarlos de forma natural en tus esfuerzos de socialización.

- **Inclinar la cabeza hacia un lado** - Esta es una inflexión muy ligera hacia un lado mientras alguien está hablando y muestra no solo que estás escuchando, sino que también estás muy interesado en lo que la otra persona está diciendo. Sin embargo, asegúrate de no entrecerrar los ojos ni poner cara de circunstancias, ya que esto podría mostrar que no le crees o que no le tomas en serio. Mantén el rostro neutro o simplemente levanta las cejas en señal de interés.
- **Frotarte rápidamente las manos** - Podrías pensar que esto significa que tienes frío, ¡pero no es la única razón!

Dependiendo del contexto, puedes utilizar esta señal no verbal para mostrar que estás emocionado o que tienes ganas de hacer algo o de hablar de algo. Suele ir acompañada de una sonrisa para transmitir el significado correcto.

- **Sentarte con las palmas de las manos hacia arriba** - Obviamente, para hacer esto tus manos también tienen que estar abiertas, y es el mismo tipo de cosa que harías si estuvieras rezando en una iglesia. En esa situación, estás mostrando respeto a Dios, pero en una situación comunicativa, estás mostrando que estás siendo abierto y honesto. Este es un buen movimiento para tratar de construir la confianza.

- **Sentarte erguido con los hombros hacia atrás** - Procura no sentarte muy erguido; la postura debe ser recta pero relajada, y la idea es que los hombros echados hacia atrás signifiquen que no estás encorvado. Esto demuestra que estás relajado y que eres profesional al mismo tiempo. También puedes practicarlo mientras caminas, ya que demuestra que estás relajado y seguro de ti mismo.

- **Frotarte la barbilla** - Esto muestra que estás interesado. Piensa en Sherlock Holmes cuando estaba pensando en un caso y tratando de resolverlo. ¡Esa es la mirada que buscas! Este tipo de lenguaje corporal suele mostrarse cuando alguien está tratando de pensar y decidir sobre algo, pero también puede mostrar que estás muy metido en tus pensamientos.

- **Reflejar el lenguaje corporal de alguien** - Puede que descubras que haces esto sin pensar porque la mayoría de nosotros lo hacemos cuando estamos con alguien con quien estamos hablando y nos interesa, o con alguien con quien nos sentimos cómodos. Si reflejas el lenguaje corporal de alguien, significa que básicamente estás copiando su postura. Por ejemplo, si se apoya en una pared, tú harás lo mismo inconscientemente. Esto demuestra que estás relajado, pero tiene que hacerse de forma natural, de lo contrario se percibe como algo falso.

- **Inclinarte suavemente hacia la persona** - Si estás hablando con alguien, inclínate ligeramente hacia él o ella para mostrar que le estás escuchando. Ten cuidado de no inclinarte demasiado, ya que podría malinterpretarse, pero una ligera inclinación muestra que la otra persona tiene tu atención e interés.

- **Mantener el contacto visual** - Ten cuidado de no mirar fijamente. No obstante, mantener el contacto visual con alguien y estar relajado mientras lo haces demuestra que estás escuchando, que estás interesado y que te sientes cómodo. Recuerda parpadear y apartar la mirada un par de segundos de vez en cuando.

- **Asentir con la cabeza** - Asentir con la cabeza mientras alguien habla demuestra que estás escuchando, pero también que estás de acuerdo con lo que dice. Esto puede alentarle a seguir hablando, sobre todo si también le dices "ajá" o "mmm".

¡ADVERTENCIA! SEÑALES NEGATIVAS A TENER EN CUENTA

Hemos hablado de la comunicación no verbal positiva y ahora tenemos que cubrir el lado negativo de las cosas. Recuerda que el lenguaje corporal se produce sin pensarlo mucho, es totalmente subconsciente y puede interpretarse de diferentes maneras según la persona con la que estés conversando.

Sin embargo, si estás hablando con alguien y ves algunos de estos puntos negativos, los mismos podrían estarte mostrando que la persona se siente incómoda o que tal vez no está interesada en lo que le estás diciendo. En ese caso, puedes ajustar tu conversación o simplemente cambiar el tema por completo. También debes chequear que tú mismo no estés mostrando estas señales no verbales.

- **Cruzar los brazos sobre el pecho** - Los brazos cruzados muestran una actitud defensiva porque actúan como una barrera entre tú y la otra persona. También puede mostrar que la persona está disgustada con el tema o que no está de acuerdo.
- **Morderte las uñas** - Para muchas personas, morderse las uñas es un hábito que nace de los nervios o el estrés, pero también puede mostrar que no estás interesado en lo que alguien está diciendo, y que estás distraído. Incluso si es por nervios, estás transmitiéndole a la otra persona que te pone nervioso y esto puede ser una gran barrera para la comunicación y la compenetración.
- **Cejas fruncidas** - Es una señal de que alguien está

confundido o simplemente no está prestando atención y su mente está en otra parte. Si el ceño fruncido va acompañado de una mano en la mejilla, puede evidenciar que estás perdido en tus pensamientos y que has perdido totalmente el hilo de la conversación. En cualquier caso, es una barrera que no necesitas.

- **Golpear con los dedos o con un bolígrafo** - Golpear algo significa que estás impaciente y que preferirías estar en otro sitio. Demuestra que estás aburrido y que preferirías terminar la conversación rápidamente. Por supuesto, también puede tratarse de nervios, pero no suele interpretarse así.

- **Tocarte la nariz** - No es algo obvio, pero el hecho de tocarte la nariz puede indicarle a la otra persona que estás mintiendo porque es una forma de inquietud. También puede significar que no le crees a tu interlocutor o que te sientes rechazado.

- **Formar una tienda de campaña con los dedos, o colocar las puntas de los dedos juntas** - Esta es una forma de decirle a la otra persona que te sientes superior a ella o que tienes autoridad. Es una forma rápida de crear una gran barrera de comunicación e impedir que la otra persona siga comunicándose.

- **Cruzar las piernas por la rodilla o el tobillo** - Esta es otra forma de actitud defensiva porque es esa barrera que formas entre tú y la otra persona una vez más. Puedes pensar que es algo cómodo o incluso recatado, pero a la vez puede mostrar que estás mintiendo, que estás preocupado, que estás nervioso o que simplemente prefieres estar en otro sitio.

- **Sentarte demasiado cerca del borde de la silla** - Esto no muestra que estás muy emocionado por escuchar lo que alguien va a decir, sino que muestra que estás muy nervioso y estás tratando de hacer una escapada rápida.

- **Poner la cabeza entre las manos** - Aunque lo hagas solo un segundo, demuestra que estás aburrido y frustrado. También puede mostrar que estás avergonzado o arrepentido de algo.

- **Jugar con el pelo, los anillos o la ropa** - Cualquier tipo de jugueteo es bastante negativo y demuestra que estás nervioso, aburrido, impaciente o que te sientes inseguro.

TÚ TAMBIÉN LAS DAS...

Todo el mundo utiliza el lenguaje corporal, pero es posible que tú no seas consciente del tuyo. Para poder utilizar más las señales no verbales positivas y menos las negativas, tienes que ser más consciente. ¿Cómo puedes hacerlo?

En realidad, se trata de ser consciente de tus acciones durante la conversación, pero puedes pedir a un amigo o familiar de confianza que te indique los hábitos que sueles tener al hablar. Quizá te encorves mucho o te muevas sin darte cuenta. El problema con el lenguaje corporal es que es completamente subconsciente, así que ni siquiera piensas en ello. En la mayoría de los casos, ni siquiera sabes lo que estás haciendo.

Ser consciente significa que puedes cambiar tus hábitos y convertir los que son positivos en tu configuración por defecto. Incluso puedes probar tener conversaciones ficticias con otras personas en un espejo de cuerpo entero. Practica el uso de señales positivas de lenguaje corporal y observa cómo cambia todo tu aspecto y cómo te pueden percibir los demás. Cuanto más lo hagas, más consciente serás de tu lenguaje corporal cuando estés en conversaciones reales y podrás detectar rápidamente cualquier hábito negativo y revertirlo.

REFLEXIONES SOBRE EL CAPÍTULO

El lenguaje corporal es extremadamente poderoso, y tiene el potencial de cambiar completamente las palabras de alguien en un significado totalmente diferente. Cuando muestras al mundo rasgos no verbales negativos, estás contando una historia que tal vez no quieras contar. Podrías mostrarle a la gente que no estás escuchando, que no estás interesado y que realmente preferirías estar en cualquier otro lugar que no sea ese. Probablemente no sea tu intención, pero eso es lo que les estás transmitiendo a los otros, y no tienen motivos para creer otra cosa.

Si aprendes más sobre el lenguaje corporal positivo y negativo, y practicas para ser más consciente del tuyo, puedes asegurarte de estar mostrando la mejor versión posible de ti mismo a los demás. Además, puedes empezar a reconocer el lenguaje corporal de otras personas y utilizarlo en tu propio beneficio cuando estés socializando.

11

HAZ DE LOS SILENCIOS INCÓMODOS TU MEJOR AMIGO Y PASA DE ELLOS SIN ESFUERZO

El temido silencio incómodo.

Incluso algunos de los comunicadores más a gusto del mundo parecen pensar que un silencio momentáneo en la conversación tiene que suponer un gran desastre. No es así.

A medida que vayas desarrollando tus habilidades sociales y empieces a diversificarte más en términos de comunicación con otras personas, tendrás que estar preparado para uno o dos silencios incómodos. También tienes que cambiar tu punto de vista sobre estos silencios y verlos como una parte del proceso, y no necesariamente como un acontecimiento negativo.

Muchas personas se culpan a sí mismas cuando se produce un silencio incómodo, pensando que tal vez han dicho algo incorrecto, o que no han sido lo suficientemente interesantes. Sin embargo, a veces estos silencios tienen que producirse como parte de una conversación que evoluciona de forma natural. Puede ser que el tema haya llegado a su fin de forma natural y ambas personas necesiten pensar en un cambio natural de dirección del tema, o que alguien haya dicho algo realmente interesante e incluso soberbio, y quizá esto necesite un momento para ser digerido. Incluso podría ser que una de las partes se sienta un poco cansada o distraída, y que por ello se haya producido un silencio de un par de segundos.

¡Los silencios incómodos no siempre son negativos ni tampoco incómodos!

En este capítulo voy a hablar de estos supuestos eventos temidos, intentaré disipar el miedo y te daré muchas herramientas para ayudarte a lidiar con ellos cuando aparezcan.

EL SILENCIO NO ES CULPA DE NADIE

Hay dos reacciones comunes ante un silencio: el pánico o la necesidad de llenar rápidamente el silencio con otra conversación. Ninguna de las dos opciones es necesaria.

Los silencios son una parte natural de una conversación y son una oportunidad para terminar la conversación y seguir adelante o una oportunidad para hacer una pausa y reajustar.

En primer lugar, tienes que aceptarlo como un hecho y dejar de asumir que la culpa es solo tuya cuando se produce un silencio. También debes dejar de llamarlos "silencios incómodos" porque al etiquetarlos de esa manera estás creando un estigma y un miedo a su alrededor. El silencio es normal y, en cierto modo, hay que agradecerlo: una conversación que fluye constantemente suena muy bien, pero en realidad es agotadora. A veces necesitas un segundo para ordenar tus pensamientos.

También debes saber que la mirada de la otra persona no es una expresión de decepción. No está pensando "¿qué le pasa a esta persona? No es capaz de mantener una conversación", sino que está intentando encontrar algo que decir. A nadie le gustan estos silencios, pero es un estigma que hay que romper si quieres convertirte en un mejor comunicador y si quieres superar tu miedo a socializar con gente nueva. Los silencios son parte del proceso. Van a ocurrir a veces, y no significa que no encajes bien, que no haya compenetración o que hayas fracasado, simplemente es una parte natural de la socialización.

SÉ EL MÁS CONFIADO

Puede que no seas consciente, pero permitir que un silencio se convierta en algo incómodo es en realidad una elección que haces. El silencio no es incómodo de forma natural o por definición, es simplemente una pausa en una conversación o un período de tiempo en el que no hay discurso por parte de ninguna de las dos personas. No hay nada necesariamente incómodo en ello a menos que tú lo hagas incómodo.

Todo el mundo experimenta el silencio en las conversaciones y, a partir de este momento, voy a dejar de etiquetarlo como "incómodo" porque no tiene por qué serlo. Siempre creerás que es incómodo hasta que te des cuenta de algo realmente muy importante.

Hasta que te des cuenta de que tú eres el culpable de que sea incómodo.

Normalmente habrá una persona dentro de la conversación que tenga más confianza que la otra, pero cuando se produce un silencio, cada parte se culpa a sí misma por el intervalo. Sus mentes trabajan a toda velocidad para tratar de pensar en algo que decir, cualquier cosa que les libere de la sensación de incomodidad del momento. Sin embargo, en realidad, las dos partes no tienen la culpa, sino solo una: la que lo considera incómodo. Si ambos dejan que el silencio se produzca y lo aceptan como parte normal de la comunicación, pasará, nadie querrá ser tragado por la tierra, y la conversación terminará de forma natural o continuará si se te ocurre algo más que decir.

Al actuar como el que tiene más confianza en la conversación, estás guiando a la otra persona. La confianza es algo que se finge hasta que se consigue, y si actúas con confianza, tarde o temprano empezarás a sentirla. También engañarás a la otra persona para que piense que tienes confianza en ti mismo, y eso es contagioso. Si entras en cada conversación con esta confianza y comprendes que el silencio no tiene por qué ser tan incómodo, podrás sortear esos momentos de dificultad y abrirte paso sin problemas.

CÓMO SUPERARLO: RECUPERA LA CONVERSACIÓN

Si tienes muchas ganas de retomar la conversación, necesitarás algunos trucos en tu arsenal para emplear cuando se produzca uno de estos silencios. Por suerte, no es especialmente difícil retomar una conversación, pero quizá no quieras continuar. Piénsalo por un segundo. Puede que la conversación haya llegado a su fin de forma natural y que sea el momento de seguir con tu día.

En ese caso, solo tienes que poner tus excusas. "No me puedo creer lo rápido que ha pasado el día, será mejor que me ponga en marcha" es suficiente para que la otra persona sepa que no te incomoda en absoluto el silencio, sino que estás dispuesto a pasar página. Toda conversación tiene que terminar en algún momento, ¡de lo contrario nos quedaríamos charlando para siempre!

Si quieres revitalizar una conversación que parece haber quedado estancada por el silencio, aquí tienes algunos trucos que puedes utilizar.

- Dirige la conversación hacia una noticia del telediario
- Observa algo que ocurra a tu alrededor, como una gran ráfaga de viento, o pregúntale a la otra persona de dónde ha sacado su bonito collar
- Comparte un momento destacado de tu día para que la conversación vuelva a fluir
- Recuerda algo que hayas mencionado antes en la conversación y vuelve a hablar de ello
- Menciona algo que te hace mucha ilusión, por ejemplo: "Estoy deseando que llegue la hora de la cena, voy a hacer un asado enorme"
- Haz preguntas abiertas en lugar de preguntas que requieran un "sí" o un "no" como respuesta
- Si todo lo demás falla, señala el silencio y haz una broma al

respecto. Esto le quitará el escozor al momento y ayudará a la otra persona a sentirse relajada.

Retomar una conversación no tiene por qué ser una tarea difícil. Puedes simplemente hacer una pregunta y actuar como si el silencio nunca hubiera ocurrido. Recuerda que solo es incómodo si tú lo haces incómodo.

EL SILENCIO INCÓMODO PUEDE SER TU MEJOR AMIGO

Siempre puedes elegir si crees que algo es incómodo o no. Si eliges que no lo sea, no lo será. Es así de sencillo.

Incluso cuando no estás conversando verbalmente, sigues utilizando la comunicación. ¿Recuerdas que en el último capítulo hablamos del poder del lenguaje corporal? Durante estos silencios, tu lenguaje corporal será ensordecedor si permites que se vuelva negativo. Sin embargo, si mantienes una postura positiva y utilizas los hábitos que he mencionado como positivos, le mostrarás a la otra persona que no te preocupa ese breve silencio y eso le permitirá relajarse también. Al hacerlo, el silencio terminará mucho más rápido. También demuestra que estás relajado en tu interior, lo cual es un rasgo muy envidiable.

Utiliza el silencio como un segundo para ordenar tus pensamientos. ¿Qué quieres decirle a esa persona? ¿Qué quieres averiguar? Mientras haces esto, tu lenguaje corporal hablará por ti, así que tenlo siempre presente, como antes.

Utiliza el silencio como una herramienta y no como algo que te haga entrar en modo de lucha o huida. Tampoco debes sentir que la presión recae totalmente sobre ti. La otra persona también puede romper el silencio.

Utilizar este silencio como algo positivo solo significa estar tranquilo, con aplomo, y utilizarlo para pensar. Cuando las conversaciones van de un lado a otro es fácil olvidarse de uno mismo y de lo que se quiere decir. Aprovecha la pausa de la conversación para reorganizarte.

TÓMALO COMO UNA SEÑAL

Por supuesto, un silencio a veces significa que es el momento de terminar la conversación y puedes tomarlo como una señal de que lo has hecho bien, la conversación ha terminado y es el momento de despedirse. Esto no tiene por qué hacerse de forma forzada, del tipo "de acuerdo, nos hemos quedado sin cosas que decir", sino que puede ser un final natural.

A veces el silencio se produce porque, literalmente, te has quedado sin cosas que decir, pero no negativamente porque la conversación se haya agotado. Literalmente no hay nada más que decir sobre ese tema, y tampoco hay que encontrar siempre la manera de llenar un silencio. Es una elección de lo que quieres hacer, y no debes sentirte presionado para que se te ocurra rápidamente un nuevo tema interesante.

Como he mencionado antes, simplemente hazle saber a la otra persona que ya has terminado de hablar. Suena duro, pero no tiene por qué serlo. "Supongo que será mejor que vuelva al trabajo", acompañado de un encogimiento de hombros de buen humor y una sonrisa, es suficiente para terminar la charla de forma positiva. "Ha sido un placer hablar contigo. Tengo que irme porque llega mi autobús, pero tenemos que volver a vernos". Estos son ejemplos que te permiten señalar el final de la conversación con un tono positivo y optimista.

No siempre sientas la necesidad de llenar el silencio. A veces el silencio es una señal.

REFLEXIONES SOBRE EL CAPÍTULO

Nos apresuramos a calificar los silencios como incómodos, pero ¿qué hay del dicho "el silencio es oro"? Es una verdad que debes aceptar.

Tú eliges si un silencio se convierte en algo incómodo o si simplemente significa una pausa. Nadie puede hablar constantemente durante todo el transcurso de una conversación, por muy larga o corta que sea. Hay que darse tiempo para pensar y respirar de vez en cuando.

Los silencios no son culpa de nadie, son completamente naturales, pero sí es tu culpa si decides convertirlos en un momento incómodo.

Tú eliges si la conversación se acaba o si quieres seguir con ella, pero aprender a utilizar estos intervalos en tu propio beneficio es clave si quieres superar tu miedo a estos momentos de silencio y continuar tu viaje hacia un mayor dominio de la comunicación.

12

YA HA TERMINADO - CÓMO CONCLUIR LA CONVERSACIÓN

Todas las conversaciones deben llegar a su fin.

En nuestro último capítulo, hablamos de los silencios incómodos y de cómo estos a veces señalan el final de una conversación. Sin embargo, las conversaciones no siempre terminan con una pausa o un silencio, sino que a veces es necesario terminarlas por otra razón.

Puede que la conversación no haga más que dar vueltas, que el tiempo se esté acabando y tengas que irte o que simplemente estés dispuesto a despedirte. En cualquier caso, es fundamental saber cómo terminar una conversación de forma educada y cómo garantizar que esa conversación no sea la última.

En este capítulo voy a hablar precisamente de esos temas. Para algunas personas, terminar una conversación es difícil porque sienten que están siendo descorteses si dicen: "Lo siento, pero realmente tengo que irme ahora", pero si no haces algo, ¡podrías estar ahí todo el día!

Por suerte, no es tan difícil aprender a terminar las conversaciones sin sentir que has ofendido a alguien.

HA LLEGADO EL MOMENTO

Saber cuándo es el momento de terminar una conversación es clave. Permitir que una conversación se prolongue demasiado puede hacer que una buena charla se convierta en una mala charla. Lo que empieza bien se torna rebuscado, respondes con ruidos monosilábicos y el lenguaje corporal empieza a indicarte que la otra persona está harta.

Detectar las señales es una buena práctica para poner fin a la charla de forma amistosa e intercambiar detalles para poder volver a encontrarse en el futuro. Si dejas que la conversación se prolongue demasiado, sobre todo si es la primera vez que conversas con alguien, puede que se te recuerde como "esa persona que siguió, y siguió, y siguió" y esto hará que la otra persona evite querer volver a hablar contigo. Por supuesto, eso puede parecer injusto si tú también tenías muchas ganas de terminar la conversación, pero si no lo demostraste, ¿cómo pretendes que la otra persona lo supiera? ¡No puede leer la mente!

Entonces, ¿cuáles son las señales de que ha llegado el momento de terminar una conversación?

- Tú eres el que conversa y la otra persona se limita a responderte con "lo justo" para ser educada
- Oyes cada vez más respuestas monosilábicas, por ejemplo, palabras de una sola sílaba, como "sí", "no", "oh", "ah", "bien", etc.

- La otra persona evita el contacto visual, o empieza a inquietarse o a mirar alrededor de la habitación
- La otra persona bosteza o mira el reloj
- La otra persona se despereza
- La otra persona se levanta de repente. En ese caso, es una señal de que está lista para irse
- La otra persona dice que será mejor que se ponga a trabajar o que tiene que estar en otro sitio
- La conversación se siente más pesada y cuesta más trabajo.

En estas situaciones, es hora de terminar la conversación y seguir con tu día. También puede ocurrir que seas tú quien tenga que terminar la conversación porque quizás tengas que ir a algún sitio. En ese caso, no te sientas culpable. ¡Todo el mundo tiene una vida fuera de la conversación que está manteniendo!

Si alguien te muestra señales de que quiere terminar la conversación, asegúrate de notarlas y actuar. Alargar una conversación no es una buena idea, pero tampoco debes ofenderte por sus acciones. Es posible que realmente esta persona tenga que estar en otro sitio, al igual que tú.

OTRA PERSONA PUEDE AYUDARTE

Si realmente necesitas terminar una conversación pero la otra persona no parece tener la misma intención, ¿cómo te retiras educadamente?

Puedes ser directo y explicar que tienes que ir a un sitio, o puedes emplear una táctica muy útil: introducir a otra persona en la conversación. Esta táctica depende de que otra persona que conozcas esté cerca, pero es una buena opción a tener en cuenta si se da la situación.

Es una forma muy útil de terminar una conversación con alguien a quien no quieres dejar solo. Tal vez la otra persona parezca solitaria o simplemente esté sola, y puede que te de pena dejarla allí. En ese caso, introduce a otra persona en el diálogo, quédate unos minutos charlando y excúsate, dejando que los otros dos continúen su conversación.

Esta táctica tiene dos ventajas. En primer lugar, puedes alejarte de la conversación sin ofender o molestar a la otra persona. En segundo lugar, puedes ayudar a las otras dos personas a crear un rapport y una conexión junto a la que tú acabas de crear. Básicamente, los ayudas a ellos mientras te ayudas a ti mismo, ¡lo cual nunca es una mala táctica!

Es algo así.

"Adam, ¿has estado de vacaciones en España antes, no?" Adam dirá que sí. "Karen quiere ir este verano, ¿a dónde fuiste tú?"

Al hacer esto, has introducido a Adam en la conversación y están hablando de algo que es agradable y relevante para ambas partes. En ese caso, tienen algo en común y podrían llegar a establecer un rapport. Deberías quedarte un rato, asegurándote de que sigan charlando y aportando un poco de tu parte a la conversación. "A mí también me gustaría mucho ir a España, puede que este año lo intente".

Entonces, después de un par de minutos, podrías mirar tu reloj y decir "No puedo creer la hora. Lo siento mucho, voy a tener que salir corriendo a recoger a los niños. Hazme saber a qué lugar de España decides ir". Luego, dejas a Karen charlando con Adam sobre España y eres libre de seguir con el resto del día.

¡Fácil!

TERMINAR DE BUENA MANERA

No hace falta decir que siempre hay que intentar terminar las conversaciones con una buena impresión. En cierto modo, las últimas impresiones son tan poderosas como las primeras. La forma en que dejas a una persona también se queda con ella, así que tienes que asegurarte de terminar la conversación de una forma educada, no brusca, y que, con suerte, la deje con ganas de tener más conversaciones contigo en el futuro.

Puedes decir algo como "Tengo que irme en un minuto, pero antes quiero hablarte de un sitio al que fui a cenar la semana pasada". Esto demuestra a la otra persona que a) estás a punto de irte, por lo que la conversación está llegando a su fin de forma natural, pero que b) quieres contarle algo más antes y estás dispuesto a seguir hablando con ella en otro momento.

Algunas cosas que debes evitar son:

- Terminar bruscamente la conversación con un "ya me tengo que ir" y luego, literalmente, marcharte
- No hacer cumplidos. Siempre di algo como "ha sido un placer charlar contigo"; evitar esto solo te hace parecer grosero
- Alejarte sin más cuando se produce un silencio

- Utilizar una excusa tan obviamente falsa que la otra persona sienta que no has disfrutado hablando con ella

Terminar con una actitud positiva garantizará que haya una próxima vez y que se pueda seguir construyendo sobre la base del rapport que se ha establecido.

¿Y LA PRÓXIMA VEZ?

Suponiendo que quieras volver a hablar con esa persona, ¿cómo deberías organizarlo?

No la obligues a fijar una fecha concreta, porque eso es una actitud de necesidad y hará que quiera evitarte. Sin embargo, no seas tan impreciso como para que piense que solo dices que quieres volver a reunirte por cortesía. Tienes que encontrar un punto intermedio útil.

Si hablas de establecer un plan para volver a encontrarse, le dices a la otra persona que te lo has pasado muy bien hablando con ella y que quieres conocerla mejor. Esto puede usarse en una situación romántica y en una situación de amistad, ya que funciona igual de bien.

Entonces, ¿cómo hacerlo sin parecer demasiado entusiasta?

En realidad, todo se reduce a utilizar el lenguaje corporal de forma adecuada y a elegir cuidadosamente las palabras. No te permitas parecer desesperado. Si insistes con tus datos de contacto y tratas de concretar reunirte con la persona en una fecha u hora determinada, estás demostrando que estás desesperado por hablar con alguien y eso no te va a dar lo que quieres.

En lugar de eso, sé casual. Puedes decir algo así como "me lo he pasado muy bien hablando contigo, si quieres que nos volvamos a ver solo tienes que decírmelo" y entonces la otra persona puede estar de acuerdo e intercambiar los datos de contacto. También puedes acordar hacer algo de lo que hablaron en algún momento de la charla; quizá hablaron de una cafetería estupenda a la que fueron y que servía los mejores pasteles o de un lugar estupendo en el parque para pasear al perro. Estas ideas están relacionadas con la conversación y con algo sobre lo que ya se ha creado un rapport, por lo que son oportunidades ideales para volver a reunirse e intentar establecer una conexión más profunda y alimentar esa posible nueva amistad.

Nunca dejes las cosas como están. Si lo haces, confundirás a la otra persona y no sabrá si has disfrutado de la charla o no. Puede que pienses que no se preocupará demasiado, pero no puedes leer su mente. ¿Cómo sabes que no es un poco torpe en el uso de sus habilidades sociales también? Algunas personas ocultan bastante bien la timidez o la ansiedad social. Así que no dejes pasar la oportunidad y acércate. Si te llama, genial. Si no lo hace, no hay problema.

REFLEXIONES SOBRE EL CAPÍTULO

Intentar salir de una conversación puede ser complicado y, a veces, ¡es una de las razones por las que la gente no quiere detenerse y entrar en una en primer lugar! Sin embargo, no siempre tiene que ser difícil y simplemente hay que conocer las señales que hay que buscar para indicar que la conversación está llegando a su fin de forma natural.

No hay que ofenderse si alguien necesita estar en otro sitio, porque habrá veces en las que estés hablando con alguien y tú también necesites ir a algún sitio. Todos tenemos vidas muy ocupadas, y debemos contar con que a veces las conversaciones van a empezar en malos momentos.

Intenta salir de las conversaciones con una actitud positiva e intercambia los números de contacto para seguir alimentando el rapport que se ha creado. Nunca se sabe, ¡podría ser un nuevo amigo para añadir a tu creciente colección!

III

MANTENIENDO TUS RELACIONES Y HACIÉNDOLAS DURADERAS

13

CÓMO CULTIVAR TUS NUEVAS AMISTADES

Una vez que empieces a crear un rapport con otras personas, también empezarás a formar conexiones y amistades. Eso significa que todo el trabajo duro está dando sus frutos.

Las amistades hacen que la vida valga la pena. Sin embargo, también hay que señalar que nada es 100% positivo todo el tiempo. Los amigos tienen discusiones, conflictos, chocan en temas, y a veces es doloroso porque no quieres discutir con alguien a quien aprecias. Sin embargo, es importante recordar que las amistades consisten básicamente en dos seres humanos que intentan navegar por la vida. Eso significa que a veces habrá problemas, pero lo que cuenta es cómo los superan juntos.

Cuando empiezas a crear amistades, es normal que lo des todo porque te preocupa que se vayan tan rápido como llegaron. Mi consejo es que te relajes y seas tú mismo. No hay que forzar las cosas y hay que dejar que las amistades se desarrollen de forma natural. Sí, tienes que asegurarte de que pasen tiempo juntos y de que no hagas nada que cause molestias o preocupaciones indebidas a tu amigo, pero tampoco tienes que fingir que eres alguien que no eres y no tienes que ser el que siempre intenta ponerse en contacto. Las amistades son un trato de ida y vuelta.

Esto no pretende ser una visión negativa de lo que es una amistad ni mucho menos. Las amistades son cosas maravillosas, pero cuando has luchado con tus habilidades sociales durante mucho tiempo y de repente te encuentras con gente nueva que quiere una amistad contigo, puede ser muy fácil llegar a temer que estas personas se vayan tan rápido como llegaron. No es así.

Esto es algo que experimenté, y por eso quiero destacarlo ante ti. Luché con la timidez durante tanto tiempo que tenía muy pocos amigos. Sin embargo, una vez que empecé a superarla y a abrirme a tener conversaciones con otras personas, sucedió lo natural: gané más amigos. Fue increíble, y mientras disfrutaba de cada segundo, tenía miedo al mismo tiempo.

Al hacer esto, en realidad estás derrotando al objeto y en realidad estás trabajando en contra de ti mismo. Así que mi consejo es que te relajes y disfrutes de los frutos de tu trabajo. Te lo mereces, y eso se debe a que has trabajado mucho para conseguirlo. Sin embargo, ¡el trabajo duro aún no ha terminado!

PASAR TIEMPO DE CALIDAD ES ESENCIAL

Hay muchas razones por las que es importante tener amigos en la vida. No solo hacen que la vida valga más la pena y sea más satisfactoria, sino que tener amigos es realmente muy importante para la salud mental.

Los beneficios de tener amigos incluyen:

- Te ayuda a sentir que perteneces a algo más que a ti mismo
- Te ayuda a identificar un propósito en la vida
- Te ayuda a sentirte más feliz y positivo
- Te permite gestionar y reducir cualquier tipo de estrés en tu vida
- Aumenta la confianza en ti mismo
- Aumenta la autoestima
- Te da una red de apoyo en momentos difíciles, como la pérdida de un ser querido, problemas de pareja o de trabajo
- Te ayuda a evitar mecanismos de afrontamiento poco saludables durante los momentos difíciles
- Te anima a hablar de tus sentimientos en lugar de mantenerlos reprimidos.

Por supuesto, las amistades son un camino de ida y vuelta. Por todos los beneficios que te aporta tener amigos, tú también debes proporcionar el mismo nivel de apoyo y felicidad a otra persona.

Para alimentar una amistad, ya sea de reciente creación o de larga duración, hay que esforzarse y eso significa pasar tiempo de calidad juntos. Esta es una parte vital de la amistad, porque sin ella, el vínculo se debilitará y, con el tiempo, se distanciarán. Puede que esto te haya ocurrido en el pasado.

Suele ocurrir cuando las personas se conocen al principio de sus vidas, por ejemplo, en la escuela secundaria. Una vez que dejan la escuela, las personas están tan absortas en los nuevos aspectos de su vida que se olvidan de esforzarse por mantener sus antiguas amistades. Antes de que te des cuenta, han pasado meses y años y no ha habido comunicación. Las amistades pueden extinguirse fácilmente si no se les dedica tiempo de calidad.

Pueden pasar tiempo juntos de muchas maneras diferentes. Puede ser saliendo en persona, por ejemplo, tomando un café, dando un paseo, organizando una comida, etc. También se puede charlar por Internet cuando no se tiene tiempo para reunirse o cuando las circunstancias no lo permiten. Sin embargo, siempre es mejor limitar la cantidad de interacciones online y dar prioridad a los encuentros en persona o, al menos, a hablar por teléfono.

Lo más importante es que cuando se reúnan, estén completamente presentes en el momento. Deja de lado el teléfono. Tus amistades son una parte muy importante de tu vida y, si estás constantemente pendiente del teléfono cuando se supone que estás pasando un buen rato con un amigo, le estás demostrando que no es tan importante para ti.

Piensa en cómo te sentirías si tu amigo revisara constantemente su teléfono cuando están cenando juntos. Te sentirías molesto, ¿verdad? Y tendrías razón en sentirte así.

Estar presente en el momento significa asegurarte de que tu atención está firmemente en tu amigo y en la conversación que están manteniendo. Esto significa que pueden tener charlas más profundas y que realmente pueden desarrollar su rapport. También significa que pueden compartir experiencias juntos y crear recuerdos, que es de lo que se trata la amistad. Si un amigo te cuenta una desgracia, quizás algo que le ha ocurrido en su vida, y no estás realmente en el momento o no estás escuchando bien, lo sabrá. Recuerda que tus amigos te conocen bien, incluso si no hace mucho tiempo que son amigos. Esto significa que van a saber si no estás realmente escuchando o prestando atención y se van a sentir molestos porque no te preocupa lo que te están diciendo. En algunos casos, esto puede ser suficiente para acabar con una amistad, y eso no es algo que quieras.

Si dedicas tiempo a tus amigos, los conviertes en una prioridad en tu vida y estás presente en el momento en el que pasan tiempo juntos, alimentarás esas conexiones y te beneficiarás de ellas en gran medida.

HACER UN ESFUERZO AYUDA A CONSTRUIR

Ya hemos dicho que para que una amistad crezca y siga funcionando bien, hay que pasar tiempo de calidad juntos de forma regular. Pero eso también significa que hay que hacer un esfuerzo. Es fundamental que este esfuerzo no recaiga únicamente sobre tus hombros y, del mismo modo, tampoco debes esperar que la otra persona haga todo el trabajo. Es una responsabilidad compartida.

Cultivar una amistad requiere trabajo, pero todo lo que pongas en la amistad te dará más. No hace falta tener grandes gestos ni planear elaboradas salidas; a veces las cosas más pequeñas pueden demostrar que te estás esforzando y que te importa. Por ejemplo, puedes enviar a tu amigo un meme divertido que hayas encontrado en Internet, o tal vez veas algo que sabes que le gustará, así que le envías el enlace correspondiente. Esto le demuestra que estás pensando en él y esa pequeña acción hace que las cosas sigan funcionando.

Los pequeños actos de amabilidad en las amistades son muy importantes y tienen un gran alcance. Tal vez hayas hecho un pastel en casa y te haya sobrado algo; cuando se encuentren al día siguiente, llévale un trozo para que lo pruebe. Tal vez hayas visto su bebida favorita en el supermercado y hayas pensado en darle una sorpresa. Esfuerzo no siempre significa regalos, pero sin duda siempre significa tiempo y atención.

Sin embargo, quiero volver a la idea de ser el que hace todo el trabajo por un segundo. Esto es algo que hay que tener muy en cuenta. La razón es que presionar constantemente puede resultar desagradable para tu amigo. Quizá esté pasando por un momento estresante en el trabajo o simplemente no se sienta muy bien en ese momento. Si intentas que se reúnan constantemente o lo bombardeas con mensajes, puedes hacer que se sienta estresado o molesto.

El mejor consejo es invitarlo a hacer algo y luego dejarlo en sus manos. Tú has hecho el esfuerzo y él o ella se pondrá en contacto contigo. Ocúpate de otra cosa. Si no te responde, puedes enviar un mensaje de seguimiento, pero no de inmediato: deja pasar unos días y pregunta si está bien. Eso es todo lo que tienes que hacer. Esforzarse no significa insistir demasiado, sino lo justo para que las cosas sigan avanzando y para alimentar la conexión que tienen.

NO TENGAS MIEDO DE SER VULNERABLE

Las amistades más estrechas y solidarias nacen de la capacidad de derribar muros y permitirse abrirse. Eso significa ser vulnerable.

Ser vulnerable puede ser una experiencia aterradora para algunas personas, pero es importante recordar que no tienes que compartir nada con lo que no te sientas cómodo. Establece tus propios límites y trabaja dentro de ellos. Siempre puedes ajustarlos cuando te sientas cómodo haciéndolo.

Sin embargo, por otro lado, también es importante no ser demasiado vulnerable y compartir en exceso todo lo que piensas y sientes. Tus amigos están ahí para apoyarte, esa es la verdad, pero no están ahí para respaldar tus emociones y escuchar cada cosa que va mal en tu vida. Se trata de encontrar un término medio.

Ser vulnerable también puede ser difícil porque alguien que ha pasado por un momento difícil en el pasado, o alguien que ha luchado con las habilidades sociales, es probable que haya construido altos muros a su alrededor. Esto es especialmente cierto si alguien te ha traicionado y herido en el pasado. Sin embargo, estos muros no hacen nada por ti. Puede que pienses que te protegen de más daños, pero en realidad solo te frenan y te impiden establecer relaciones enriquecedoras y solidarias con otras personas.

Ser vulnerable significa que tienes que confiar en que la otra persona te escuchará y estará ahí para ti, pero esta enorme apuesta no es un esfuerzo desperdiciado porque también permite que tu amigo confíe en ti. La confianza es un trato bidireccional y, en el caso de las amistades, se trata realmente de compartir en partes iguales.

Si necesitas un pequeño empujón en la dirección correcta, estas son algunas de las razones por las que permitirte ser vulnerable crea algunas de las mejores amistades.

- Ser vulnerable muestra a tus amigos que has depositado tu confianza en ellos
- Ser vulnerable también anima a tus amigos a abrirse a ti
- Cuando eres vulnerable, tus amigos pueden actuar como estímulo para que superes lo que te preocupa
- Cuando eres vulnerable no solo significa que confías en tu amigo, sino también que valoras la honestidad y la franqueza, que son rasgos positivos que hay que tener y mostrar
- Las amistades que se construyen compartiendo mutuamente preocupaciones e inquietudes son auténticas y suelen ser duraderas
- Ser vulnerable con tus amigos también te da confianza para salir a resolver cualquier problema que tengas, porque sabes que tienes el apoyo de tu círculo.

Guardar las cosas en el interior no es saludable y no ayuda a la salud mental. Lo único que hace es crear estrés y hacer que pienses demasiado. Las amistades son la salida ideal para expresar estas preocupaciones, permitiendo que tus amigos te escuchen, te apoyen y normalmente también te aconsejen. No se trata de juzgar tu problema ni de decirte lo que debes hacer, sino de que alguien que te conoce bien te dé su opinión sincera y te oriente, siempre en caso de que necesites ayuda adicional.

Las amistades sin vulnerabilidad son bastante forzadas y limitadas. Se podría decir que este tipo de amistades no son realmente auténticas. Sí, se conocen y disfrutan pasando tiempo juntos, pero una verdadera amistad consiste en compartir y apoyarse mutuamente. No puedes hacerlo si no estás dispuesto a abrirte y compartir las cosas en las que necesitas apoyo, y viceversa. Estar ahí el uno para el otro es lo que hace que una amistad pase de ser solo dos personas que se conocen a dos personas que se preocupan y quieren lo mejor para la otra.

Si te cuesta abrirte a tus nuevos amigos, quizá porque has construido esos muros a tu alrededor, empieza despacio y poco a poco. Comparte un detalle y comprueba cómo te sientes. Con el tiempo, te sentirás más seguro para romper esas barreras y abrirte.

LOS ALTIBAJOS DE LA AMISTAD

La belleza de la amistad es que uno está ahí para el otro en lo bueno y en lo malo. Un buen amigo compartirá tus penas y celebrará tus éxitos, y es a través de estas experiencias conjuntas que se forma un vínculo verdadero y duradero. Sin embargo, es importante recordar que para enriquecer tu amistad y estar realmente ahí para el otro, es necesario aparecer en los momentos difíciles de la vida.

Puede ser fácil aparecer en lo bueno y solo a medias en lo malo. Esto puede deberse a que no estás seguro de qué decir, o a que te sientes incómodo al ver a tu amigo afligido. Sin embargo, como amigo, tu trabajo es dejar de lado esa incomodidad y desempeñar el papel que se supone que debes desempeñar: el de apoyar.

Estar ahí en los momentos difíciles es lo que ayuda a crear un mayor nivel de confianza y, como resultado, su amistad será más profunda, duradera y realmente beneficiosa para ambos. Estar ahí no significa ofrecer grandes consejos o ser capaz de entender completamente, a menudo solo significa escuchar, hacer cualquier recado que tu amigo precise y ser una figura de apoyo y positiva en su vida.

Si piensas en la última vez que pasaste por un momento difícil en tu vida, probablemente no querías que nadie interviniera y resolviera el problema u ofreciera un consejo revolucionario, solo querías que alguien estuviera ahí y te escuchara, te abrazara y te dijera que todo iba a estar bien. Ese es el papel de un amigo.

No te juzga, no te dice lo que tienes que hacer, simplemente se centra en asegurarse de que estés bien y en echarte una mano cuando y si lo necesitas.

Por supuesto, las amistades no son solo para los malos momentos, y aquí también tiene que haber un equilibrio. Si, como amigos, todo lo que hacen es limpiar el desastre del otro y hacer que se sienta mejor, ¡se trata de una relación de apoyo y no de una verdadera amistad! Es necesario tener risas y sonrisas, recuerdos positivos a los que recurrir, y eso es lo que los ayudará a superar los momentos difíciles.

MANTÉN EXPECTATIVAS REALISTAS

Desde el día en que nacimos nos han alimentado con imágenes de lo que es la amistad, sobre todo a partir de programas de televisión y películas de gran éxito. ¿Recuerdas que antes mencioné que siempre quise tener un círculo social parecido al de Friends? Estas imágenes pueden hacer que desarrolles expectativas poco realistas sobre tus amistades, y cuando esas expectativas inevitablemente no se cumplen, te enfadas, te preocupas e incluso puede surgir un conflicto entre tú y tu amigo.

Es importante recordar que los amigos son seres humanos y que a veces los seres humanos están ocupados con otras cosas, cansados, estresados, enfermos o simplemente son un poco egoístas. Es importante tener expectativas realistas sobre tus amistades para no generar un problema por algo que no vale la pena.

Aunque es normal que tengas en mente la idea de la amistad como un jardín de rosas, es importante que mantengas una visión realista. Comprende que la vida se interpone a veces y que la gente dice y hace cosas hirientes en ocasiones, al igual que tú también lo haces de vez en cuando. A veces los planes se cancelan por otras cosas, los malentendidos ocurren, la gente prioriza otras cosas por encima de sus amistades en caso de necesidad. Una visión realista de una amistad tiene en cuenta todo esto y, por lo tanto, reduce las posibilidades de que se produzca un problema importante.

Sin embargo, eso no significa que debas permitir que tus amigos cancelen constantemente tus planes y se tomen a mal todo lo que digas. En ese caso, ¡no es una amistad! Se trata de equilibrio y de entender que a veces en la vida las cosas van mal y los planes tienen que cambiar. No te lo tomes a pecho si un amigo tiene que hacer esto, al igual que él tampoco debería tomárselo a pecho si tú tienes que hacerlo.

En el próximo capítulo hablaré de cómo manejar los conflictos en las amistades, pero, por ahora, centrémonos en esas expectativas. Esa es la mejor manera de evitar que se produzca un problema en primer lugar.

Expectativas de amistad realistas

- Tus amigos te tratan con respeto
- Tus amigos hacen todo lo posible para evitar molestarte o herir tus sentimientos
- Ambos sacan tiempo para el otro
- La amistad no te presiona ni te hace sentir incómodo
- Tus amigos te hacen reír y te hacen sentir mejor en general
- Tus amigos te apoyan cuando pasas por un momento difícil.

Expectativas de amistad poco realistas

- Los vínculos de amistad estrechos se producen de la noche a la mañana
- Compartes tus secretos más profundos casi al instante
- Esperas pasar una gran cantidad de tiempo juntos, incluso poco después de conocerse
- Esperas que tus amigos lo dejen todo y te escuchen o estén ahí para ti en un momento dado
- Esperas ser su prioridad número uno en la vida.

Es importante recordar que las verdaderas amistades tienen límites y avanzan a un ritmo que resulta cómodo para las dos personas implicadas. La confianza tarda en crearse y, si te lanzas a por una amistad desde el primer momento, estarás ejerciendo demasiada presión sobre la posible amistad. En todo caso, también podrías estar ahuyentando a la otra persona por ser demasiado pronto. Ve más despacio y deja que la amistad se desarrolle de forma natural, pero recuerda pasar tiempo de calidad juntos cuando ambos puedan.

REFLEXIONES SOBRE EL CAPÍTULO

Las amistades son algo maravilloso, pero, a diferencia de lo que muestran las películas, no surgen de la noche a la mañana, no te van a caer encima y tienes que esforzarte.

Tener amigos es importante para tu salud mental y tu felicidad en general, pero también debes aportar tanto como recibas. Recuerda estar ahí para tus amigos tanto como ellos lo están para ti y estar siempre presente en el momento en que pasen tiempo juntos.

También es fundamental que te permitas abrirte y ser vulnerable a un ritmo que te resulte cómodo. Esto no significa compartir tus secretos y preocupaciones más profundas si no te sientes cómodo haciéndolo, pero las relaciones auténticas necesitan de la vulnerabilidad para ayudar a construir la confianza. Esto puede ser difícil para las personas que han tenido un pasado difícil e incluso para las que tienen problemas de comunicación en general. Ve a un ritmo que te resulte cómodo y no te sientas apurado. Lo conseguirás siempre que sigas poniendo un pie delante del otro.

14

LOS CONFLICTOS QUE SURGEN Y CÓMO MANEJARLOS

Como alguien que luchó contra la timidez durante mucho tiempo, sé lo que se siente cuando empiezas a avanzar y notas que conectas con la gente y haces nuevos amigos. Es como si tuvieras un nuevo estímulo en la vida. También puede ser aterrador porque tienes miedo de decir o hacer algo que lo estropee.

Tienes que tranquilizarte al entablar una amistad y dejar que evolucione. Cuando se produzca un malentendido, algo que llegará en algún momento, ¡no te asustes! Es fácil pasar de 0 a 100 en menos de un segundo y ver las luces del desastre delante de tus ojos, pero los malentendidos se arreglan fácilmente. Mientras aprendes a mejorar tus habilidades sociales y a ser un mejor comunicador, tienes que saber que los percances van a seguir ocurriendo, son parte de la vida. Pero los contratiempos no significan el fin de una amistad o de una oportunidad, sino que forman parte de la historia.

No es posible "entenderse" el uno al otro el 100% del tiempo, y siempre habrá ocasiones en las que no te guste algo que tu amigo haya hecho, o quizás él o ella se ofenda por algo que hayas dicho o hecho tú. Parte de la amistad consiste en aceptar que la gente mete la pata a veces y, siempre que se trabaje para reparar esto, es decir, pedir una disculpa si es necesario, estas cosas pueden superarse, meterse debajo de la alfombra y olvidarse. Tal vez haya una lección que aprender dentro de ese problema y, en ese caso, por supuesto que hay que seguir adelante y adquirirla, pero no des por sentado que tu nueva amistad se ha acabado al primer indicio de problemas.

En este capítulo, quiero hablar de los conflictos dentro de las amistades y de cómo puedes manejarlos con calma y de forma correcta. La vida a veces nos pone algunos baches en el camino para mantenernos alerta, pero tus nuevas habilidades de comunicación te ayudarán, incluso mientras siguen creciendo y evolucionando.

NO TODO PUEDE IR SOBRE RUEDAS

Si he aprendido algo en la vida, es que las cosas rara vez van tan bien como las planeas. A veces hay que quitar las manos del volante e intentar ver por dónde van las cosas de forma natural. También he aprendido que si algo no va tan bien como esperabas, no pasa nada, porque siempre habrá una forma de reconducirlo, o tal vez de encontrar otra ruta que sea incluso mejor que la que habías planeado en primer lugar.

Cuando se involucra a más de una persona en una situación, existe la posibilidad de que surjan malentendidos y conflictos. Hablamos de dos personas individuales, dos opiniones, dos egos, dos conjuntos de pensamientos, dos cerebros y dos cúmulos de orgullo. ¡Comprende que la gente puede ser difícil! Las amistades están plagadas de percances de vez en cuando, pero a menos que se trate de algo terriblemente malo que hayas hecho, siempre hay una oportunidad de arreglarlo.

La información de este capítulo te ayudará a afrontar los conflictos cuando se produzcan, pero es importante tener la mentalidad adecuada desde el principio. Debes saber que los malentendidos y los problemas ocurren en cualquier amistad, y que, cuando ocurren, no es el fin del mundo. ¡Repite esto como un mantra cuando lo necesites!

LOS CONFLICTOS PUEDEN SER BENEFICIOSOS

Lo creas o no, los conflictos pueden ser muy útiles para una amistad. Es un poco como una limpieza de primavera, permite que entre aire fresco en la habitación, se deshace de las telarañas y deja la escena impecable. Una amistad que nunca experimenta una diferencia de opinión, un malentendido o un conflicto en general, probablemente no es genuina o no se ha invertido lo suficiente en ella. Cuando hay emociones y opiniones de por medio, los malentendidos son inevitables en algún momento, y es aún más confuso e incluso hiriente cuando se trata de un amigo porque es alguien que te importa.

Sin embargo, tener la mentalidad adecuada ante el conflicto significa que puedes buscar la solución al problema con mucha más facilidad y ahorrar tiempo. Una relación puede crecer y desarrollarse tras un conflicto, pero para ello es necesario ser honesto y reflexionar.

Por supuesto, cualquier tipo de conflicto te hace sentir molesto y triste. Es confuso y no sabes si te sientes culpable o atacado. Cómo te sientas inicialmente depende de tu visión del conflicto, que se desarrolla a lo largo de tus primeros años de vida. Si te han enseñado a tratar los problemas de forma constructiva y a comunicarte con claridad, no tendrás tantos problemas como alguien que siempre ha tenido problemas de comunicación, es decir, tú. Sin embargo, la buena noticia es que puedes darle la vuelta a un conflicto si entiendes por qué es realmente útil. Dos personas que han tenido un conflicto y una buena conversación posterior pueden volverse más cercanas como resultado.

Veamos algunas razones por las que los conflictos pueden ser útiles.

Los conflictos te dan la oportunidad de reflexionar

Puede ser que el conflicto esté diseñado para decirte algo, por ejemplo, que tus prioridades están en el lugar equivocado. Cuando tengas un conflicto, retrocede un minuto y analiza la situación. ¿Qué lo ha provocado? ¿Qué puedes aprender de él? ¿Sucedió porque no estás poniendo la cantidad adecuada de interés en tu amistad porque no te estás comunicando claramente? ¿Vale la pena discutir por ese problema? A veces es mejor dejar que las cosas pasen y olvidarlas.

Los conflictos identifican hábitos y comportamientos que necesitan ser cambiados

Un conflicto puede ser una señal de que algo tiene que cambiar, por ejemplo, puede que hayas desarrollado un hábito tóxico o puede que tu amigo lo haya hecho. En ese caso, el conflicto podría servir de llamada de atención. Si tienen discusiones o malentendidos con regularidad, eso aclara aún más la necesidad de analizar las cosas y evaluar lo que puede ser necesario cambiar.

No veas el conflicto como un posible punto final para la amistad, sino como una oportunidad para cambiar las cosas e introducir nuevos aires en una situación que claramente da problemas por alguna razón. Presta un poco más de atención a lo que haces tú y también a lo que hace tu amigo y a cómo se comunican el uno con el otro. Esto debería darte las respuestas que buscas.

Los conflictos sirven para aprender

Cualquier tipo de conflicto te da la oportunidad de aprender, sobre todo si revisas por qué no te entiendes con tu amigo o por qué ambos se pelean. Ese tema en particular podría ser un desencadenante que necesita ser resuelto. ¿Necesitas aprender a ser más comprensivo? ¿Necesitas escuchar más? ¿Qué puedes aprender del problema y qué puedes cambiar en el futuro? Por supuesto, esto también significa que tu amigo tiene que hacer lo mismo para que la oportunidad de aprendizaje funcione.

COMUNÍCATE CUANDO ESTÉS MOLESTO

Muchas veces, los conflictos se producen por un problema de comunicación. Por ejemplo, un malentendido se produce porque una persona no explica un asunto con claridad y la otra lo interpreta de otra manera. Incluso una discusión en toda regla puede ser el resultado de un problema de comunicación, porque una persona dice algo de forma ligeramente despreocupada o sarcástica y la otra se ofende por ello.

El conflicto, en su forma básica, siempre se reduce a problemas de comunicación.

Todo este libro trata de aprender a ser un mejor comunicador, pero a veces eso significa bajar un escalón y utilizar un lenguaje sencillo y claro. No siempre tienes que ser rebuscado ni complicarlo todo, a veces el mejor enfoque es el más sencillo.

Cuando estás enfadado por algo, es fácil dejarte llevar por tus emociones. Es muy probable que esto le ocurra a alguien que no tiene el nivel más alto de Inteligencia Emocional. Sin embargo, a medida que aumentes tu Inteligencia Emocional, te sientas más seguro de tu capacidad de comunicación y desarrolles tus habilidades sociales, podrás manejar tus propias emociones, gestionarlas y evitar que te lleven a actuar de una manera que pueda causar un conflicto o empeorar uno ya existente.

Cuando intentas resolver un conflicto, el mejor enfoque es el más simple. Una comunicación sencilla y clara permite que la otra persona sepa cómo te sientes, que entienda lo que ha hecho mal y que sepa cómo evitar que vuelva a ocurrir. O, si la culpa es tuya, una comunicación sencilla y clara le muestra a la otra persona que sabes lo que hiciste, que entiendes que estuvo mal y que vas a tomar medidas para que no vuelva a ocurrir en el futuro. Cuando complicas demasiado las cosas, corres el riesgo de empeorar el asunto, aunque tus intenciones sean honorables.

La emoción más habitual es la ira, y también es una de las más fuertes. La ira es la responsable de casi todos los conflictos si se examina detenidamente la causa principal. La ira te encoleriza, te insensibiliza a la realidad que te rodea y te empuja a decir y hacer cosas extremadamente desaconsejables.

Parte de lo que significa la Inteligencia Emocional es, por supuesto, estar en el momento y ser consciente de lo que se dice y se hace. Esta es la mejor técnica para manejar la ira. Tómate un momento, detente, respira y cuenta hasta diez. Si te apartas de la situación durante un tiempo muy breve, podrás adquirir perspectiva y eso te impedirá hacer algo que podría volver a atormentarte más adelante.

También hay algunas preguntas que deberías hacerte antes de intentar comunicarte con una persona con la que tienes un conflicto.

Pregunta 1 - ¿Qué quiero conseguir con esto?

En lugar de reaccionar en el momento, detente y pregúntate cuál quieres que sea el resultado. En esta situación, lo más probable es que quieras resolver el conflicto y que la amistad se restablezca. Mantener tu objetivo en mente te impedirá decir o hacer cualquier cosa que pueda provocar otro resultado, por ejemplo, decir algo en el arrebato de ira. Al detenerte y hacerte esta pregunta, también te estás dando el tiempo necesario para calmarte y ganar perspectiva: que tu amistad vale más que este conflicto.

Pregunta 2 - ¿Qué digo para conseguir el resultado que quiero?

Ahora que sabes lo que quieres, es el momento de pensar en las cosas que debes decir para conseguir ese resultado. Puede ser "lo siento" o "no quiero que discutamos", como precursor de la conversación que espera resolver el problema real.

Este tiempo también te permite pensar en cómo dices las palabras y no solo en las palabras en sí. Podrías decir la frase más sincera de la historia, pero si la dices de forma equivocada, quizás con un toque de sarcasmo y el tipo de lenguaje corporal equivocado, no servirá de nada e incluso podría empeorar el problema. Sé sincero, abierto y honesto.

Acuérdate de comunicar tus emociones para añadir autenticidad, por ejemplo: "Me siento triste porque nos estamos peleando", o "Estaba enfadado".

Pregunta 3 - ¿Cómo debo decirlo?

Acabo de mencionar que debes estar atento a tu lenguaje corporal y también debes evitar ser sarcástico, porque eso le quita totalmente el sentido a tus palabras y te da el efecto contrario. Antes de hablar con tu amigo, piensa en cómo vas a expresarte. Ten en cuenta el tipo de lenguaje corporal que va a hablar a tu favor en comparación con el que va a ir en tu contra.

Evita cruzar los brazos sobre tu cuerpo cuando estés hablando, ya que ese es el clásico lenguaje corporal defensivo. Esto le dirá a la otra persona que en realidad no lo lamentas y que te sientes atacado. En su lugar, mantén los brazos bajados a los lados y mantén el contacto visual. El lenguaje corporal más sencillo es a veces el mejor en estas situaciones.

Habla despacio, con cuidado, y evita cualquier tipo de broma o sarcasmo, incluso si la intención es ser gracioso. Podría tomarse a mal y eso arruinaría tus esfuerzos. Lo más sencillo es lo mejor.

Pregunta 4 - ¿Cuándo deberías hablar con tu amigo?

Para conseguir el resultado que deseas, tienes que elegir el momento con cuidado. Date tiempo para calmarte y estar relajado. Asegúrate de acercarte a tu amigo en un momento en el que sepas que también se siente más tranquilo y no cuando sepas que va a estar en medio de algo importante, por ejemplo, recogiendo a los niños del colegio o acabando de trabajar.

Tienes que elegir un momento en el que sepas que tus esfuerzos por calmar las cosas van a ser bien recibidos en lugar de un momento en el que las cosas puedan empeorar. Tú conoces a tu amigo mejor que nadie, así que piénsalo bien y no te sientas apurado; un buen comunicador sabe que no hay necesidad de apresurarse, las palabras y el corazón harán el trabajo cuando sea el momento adecuado.

LO QUE HAY QUE HACER Y LO QUE NO HAY QUE HACER EN CASO DE CONFLICTO

A la hora de gestionar un conflicto, hay cosas que se deben y no se deben hacer. Conocer estos puntos puede evitar que vayas por el camino equivocado y que empeores las cosas. Cuando hay emociones de por medio es muy fácil precipitarse, pero hay que calmarse antes de hacer lo que sea. ¡Haz que esa sea tu regla número uno!

Lo que hay que hacer en caso de conflicto

- **Elige el momento con cuidado** - Como he mencionado en la última sección, asegúrate de elegir el momento con mucho cuidado y espera hasta que estés lo suficientemente calmado como para hablar sin que tus emociones vuelvan a aumentar. También tienes que elegir un momento en el que tu amigo también se haya calmado y un momento que no sea especialmente malo para él en general.

- **Habla en persona en lugar de por mensaje de texto si es posible** - Puedes enviar un mensaje para preguntar si pueden reunirse para hablar, pero ten la conversación en sí en persona. Los mensajes de texto son muy fáciles de malinterpretar, y podrías acabar empeorando la situación. Hablar en persona también te da la oportunidad de leer su lenguaje corporal y sacar más provecho del encuentro.

- **Mantén las cosas sencillas** - La comunicación sencilla es la mejor para calmar un conflicto. No digas demasiado, no lo compliques en exceso, no utilices frases largas que nunca van al grano. Sé sencillo y di lo que quieres decir.

- **Piensa en lo que vas a decir** - Aunque no puedes ensayar un guión porque no sabes lo que va a decir la otra persona, deberías pensar en lo que quieres decir y en cuál es tu objetivo en la conversación. De este modo, no olvidarás ningún aspecto importante ni te echarás la culpa más tarde.

- **Sé firme en tus creencias, pero mantén la mente abierta también** - Si realmente crees que lo que dijiste o hiciste fue correcto, o que actuaste con las mejores intenciones, pero salió un poco mal, puedes mantener tus creencias. No tienes que admitir que te equivocaste si no fue así. Los adultos pueden estar de acuerdo en no estar de acuerdo. Sin embargo, debes tener la mente lo suficientemente abierta como para escuchar su versión y ver cómo interpretó tus palabras o acciones y reconocer que su punto de vista es tan válido como el tuyo.

- **Utiliza tu respiración para mantener las emociones bajo control** - Si sientes que estás empezando a alterarte, dirige tu atención hacia tu respiración y pon tus emociones bajo control. Esta es una táctica muy fácil que puedes utilizar en muchas situaciones; no obstante, cuando intentes comunicarte y no quieras que tu voz se tambalee o tus ojos empiecen a llorar, céntrate en algo que no se mueva y dirige tu atención a tu inhalación y exhalación. Asegúrate de ir más despacio y de respirar profundamente. Esto te ayudará a conectar con la tierra y a controlar las emociones que puedan surgir.

- **¡Escucha!** - No hace falta decir que el primer paso para afrontar un conflicto es escuchar a tu amigo cuando habla y demostrarle que lo estás haciendo. Si necesitas un repaso, vuelve a nuestro capítulo sobre la escucha y revisa los puntos de los que hablamos. Este es un aspecto muy importante en el manejo de los conflictos y podría ser la diferencia entre una resolución y un problema posterior.

Lo que no hay que hacer en caso de conflicto

- **Ponerte a la defensiva, esto no es una batalla** - Si hiciste algo mal, admítelo y sigue adelante. No te permitas ponerte a la defensiva y tratar de desviar la culpa hacia otro lado. Además, evita ese lenguaje corporal defensivo del que hablábamos antes. Estás hablando con tu amigo, no con un combatiente del ejército contrario. Incluso si no se entienden y los conflictos se producen con regularidad, siguen siendo amigos y siguen queriendo lo mejor para el otro. No hay necesidad de levantar tus muros y estar a la defensiva.

- **Sacar a relucir el conflicto una vez más** - Estás intentando resolver el conflicto, no continuarlo. No saques a relucir ciertas cuestiones y empieces a discutir una vez más. Puedes abordar estos aspectos pero, en cierto modo, eso significa que estás dispuesto a superarlos. Si sacas a relucir cosas con las que no estás de acuerdo, solo conseguirás un segundo asalto.

- **Permitirte ser emocional** - En la sección de "lo que sí debes hacer" hablamos de usar la respiración para controlar tus emociones, y eso es muy importante. Si te pones emocional, es posible que digas algo de lo que te arrepientas y no consigas el resultado que quieres. Mantente lo más equilibrado que puedas y céntrate en la resolución.

- **Decir demasiado** - No es necesario dar un gran discurso. Cuando pienses en lo que vas a decir, procura que sea lo más sencillo posible. Así tendrás menos posibilidades de que tu amigo te malinterprete y más posibilidades de que esté de acuerdo contigo.

- **Hacer que todo gire en torno a ti** - Se necesitan dos personas para entablar una amistad y dos personas para iniciar y continuar una discusión. Cuando intentes resolver el conflicto en cuestión, debes tener en cuenta que no todo gira en torno a ti. Respeta el punto de vista de la otra persona y, aunque es muy fácil dejarte llevar por lo que sientes y por el dolor, recuerda que probablemente a tu amigo también le ha dolido. Mantén el equilibrio y aprecia ambas partes.

CÓMO TRATAR CON ALGUIEN DIFÍCIL

Cuando empiezas a conocer gente nueva, es inevitable conocer a una o dos personas listas para poner a prueba tu paciencia. Hay gente difícil y, aunque siempre hay que dar el beneficio de la duda y dar una oportunidad a todo el mundo, ¡algunas personas están más allá de eso!

Las personas difíciles pueden aparecer en tu camino en cualquier situación. Puede que te encuentres con alguien en la parada del autobús que no para de quejarse, que tengas que lidiar con un cliente enfadado en el trabajo o que te hagas amigo de alguien que al principio parecía estupendo, pero que luego empezó a depender completamente de ti para recibir apoyo emocional las 24 horas del día. Vale la pena recordar que alguien podría estar simplemente teniendo un mal día, pero si experimentas un comportamiento difícil por parte de la misma persona en varias ocasiones, tienes que pararte a pensar si realmente necesitas algo así en tu vida.

Veamos algunos ejemplos de personas difíciles con las que te puedes encontrar y por qué son tan difíciles de tratar.

- **Aspiradoras del estado de ánimo** - Este tipo de

personas literalmente te chupan la vida porque siempre son muy negativas y rara vez tienen algo bueno que decir. Este tipo de personas nunca están contentas y a menudo se quejan o arrastran a los demás. ¡Al final, te sentirás igual de negativo y tu estado de ánimo caerá en picada!

- **Personas presumidas** - Estas personas siempre tienen que ir más allá y ser las mejores. Si tienes un nuevo iPhone, estas personas tendrán la nueva versión. Si te sientes bien, ellas se sienten estupendas. Lo hacen hasta cierto punto porque necesitan la validación para sentirse bien, pero las constantes comparaciones y el tratar de ser mejor que los demás no es más que agotador.

- **Personas mandonas** - Las personas mandonas suelen ser las peores con las que lidiar porque nunca se equivocan (eso creen) y no van a dudar en pisotearte para conseguir lo que quieren. El mejor consejo con este tipo de personas es dejarlas hacer lo que hacen y alejarte. Nunca las cambiarás.

- **Personas que se dejan pisotear** - Este tipo de personas son las que quieres agarrar y sacudir, intentar sacarles algo de vida o emoción. No dicen ni hacen mucho, a menudo dejan que otras personas hagan su parte injusta del trabajo y simplemente estarán de acuerdo con todo lo que digas. Molesto, por decir lo menos.

- **Manipuladores** - Estas personas son peligrosas y a menudo se disfrazan de alguien en quien puedes confiar y de alguien que podría llegar a gustarte, pero terminan siendo peores que los mandones y pueden manipularte para que digas o hagas lo que quieran. Esta categoría también incluye a los narcisistas, y es mejor tratar de evitarlos a toda costa.

Si te resulta agotador tratar con alguien de forma habitual y no te hace sentir bien por mucho que lo intentes, probablemente sea una señal muy clara de que esa persona no está destinada a formar parte de tu círculo social. Si se trata de una persona del trabajo, tendrás que tolerarla durante tus horas de trabajo lo mejor que puedas, quizás manteniéndola a distancia. Para todos los demás, ¡trata con ellos cuando sea necesario y mantente alejado el resto del tiempo!

Aparte de los tipos de personas con los que es probable que te encuentres, es importante que conozcas algunas técnicas que puedes utilizar para manejar a estas personas cuando están delante de ti. Veamos esto ahora.

Establece límites y plazos

Si alguien te hace sentir negativo o simplemente te hace poner los ojos en blanco constantemente, tienes que establecer límites de tiempo para el rato que vas a estar a su lado y límites para lo que vas a tolerar y lo que no. Es la única manera de salir relativamente indemne de la situación y de salvar tu cordura.

Por ejemplo, si tienes un compañero de trabajo que siempre se queja y es muy negativo, no puedes alejarte de él porque tienes que trabajar a su lado y es una grosería. Sin embargo, puedes establecer límites de tiempo y de intensidad antes de alejarte. Podrías escuchar a la persona durante cinco minutos por la mañana alrededor de la máquina de café y luego excusarte para marcharte y seguir con tu día.

Sé consciente de tus emociones

Si alguien te hace sentir realmente deprimido y negativo, tienes derecho a alejarte de él o ella, educadamente por supuesto. Tienes que ser consciente de tus emociones y estar atento a cómo te hace sentir alguien. Nunca ignores tu instinto, especialmente cuando se trata de personas y de las vibraciones que te transmiten.

Asfixia con tu amabilidad

No importa con qué tipo de persona estés tratando, no te equivocarás si abordas la situación con total amabilidad y compasión. Puede que la otra persona lo odie en secreto, pero al menos estás haciendo lo correcto. Al utilizar esta táctica, te liberas de cualquier mal karma y desvías sus rasgos negativos hacia él o ella.

Busca puntos en común

Es probable que no quieras ser realmente amigo de este tipo de personas, pero aun así debes tener un rapport durante el tiempo que necesites pasar con ellas. Recuerda, ¿cuál es la mejor manera de crear un rapport? Buscando puntos en común. Puede que tengas que buscar mucho y ser creativo, pero siempre habrá algo que puedas utilizar para construir una conversación y alejarla de la negatividad.

Mantén la calma

Ya he mencionado que debes ser consciente de tus emociones, pero si estás tratando con alguien que está bastante enfadado e irritado, es vital que mantengas la calma. Si estás tratando con un manipulador, de nuevo, mantén la calma y no permitas que se meta en tu cabeza. Si te concentras en tu respiración, podrás mantener tu propia ira bajo control y tus emociones tranquilas.

Céntrate en lo que puedes controlar

Algunas personas no pueden ser cambiadas, y no deberías intentarlo nunca. Sin embargo, puedes centrarte en las cosas que puedes controlar y olvidarte del resto. Por ejemplo, si estás en el trabajo y tienes que lidiar con un cliente enfadado, céntrate en encontrar una solución y olvida el resto. Si estás tratando con un amigo que espera que estés a su disposición las 24 horas del día, establece los límites de los que hemos hablado antes y céntrate en controlar tus emociones y tu respuesta. No tienes que responder todo el tiempo, no si la persona está invadiendo tu tiempo personal con tu familia y no está siendo respetuosa.

REFLEXIONES SOBRE EL CAPÍTULO

A la mayoría de la gente no le gustan los conflictos, y me incluyo. Sin embargo, el conflicto es una parte esencial de la vida porque nos permite aprender y crecer. La clave está en abordar el conflicto de forma correcta y oportuna, y evitar que los problemas se agudicen y se infecten.

Cuando tengas tu primer conflicto con un amigo, es posible que te entre el pánico y pienses que la amistad está condenada. No es así. El conflicto puede ser saludable y puede ayudar a que se acerquen más con el tiempo. Lo único que tienes que hacer es ser consciente de lo que hay que hacer y lo que no hay que hacer para superar el conflicto sin empeorar las cosas.

A medida que vayas adquiriendo confianza en tus nuevas habilidades sociales, también te abrirás a la posibilidad de que surjan más conflictos, simplemente porque estarás tratando con otras personas de forma habitual. Considera esto como un avance positivo en tu trayectoria y aborda cada malentendido y conflicto como una oportunidad para aprender más.

15

INTENSIFICANDO LAS RELACIONES ACTUALES EN TU VIDA

Hasta ahora, hemos hablado de utilizar tus habilidades sociales para conocer gente nueva, establecer un rapport y luego profundizar en una conexión hasta el punto de que pueda conducir a una amistad. Al principio de este libro, probablemente nunca pensaste que serías capaz de hacerlo.

Durante mis primeros años, mi timidez me impedía hablar con la gente de esta manera. ¡En aquel entonces, si me hubieran dicho que estaría aquí sentado escribiendo un libro para ayudar a otros a superar lo mismo de la forma en la que yo lo hice, me habría reído! Sin embargo, toma mi éxito como motivación y como testimonio de cómo todo este proceso puede revolucionar completamente tu vida, no solo tus habilidades sociales.

Hay una última cosa que debes tener en cuenta: no te entusiasmes tanto por conocer gente nueva y crear nuevas conexiones como para olvidar las que ya tienes en tu vida.

AMISTADES EN LA EDAD ADULTA

En la infancia, la amistad es fácil. Puedes crear un vínculo por el bonito color de tu jersey y después estarás jugando en el arenero durante horas. Sin embargo, a medida que la edad adulta se impone, resulta más difícil que nunca encontrar tiempo para dedicar a nuestras amistades. Como ya hemos hablado, uno de los aspectos más importantes de cualquier amistad es pasar tiempo de calidad juntos.

En muchos sentidos, este problema se debe a que la vida se vuelve ajetreada y nos lleva en diferentes direcciones. Los amigos se van de viaje, tal vez se mudan a otro país, algunos se casan, tal vez tienen hijos, y otros se enfrascan tanto en su carrera que no tienen mucho tiempo para nada más. A medida que avanzamos en la vida, también conocemos a un nuevo grupo de personas con las que es muy fácil sentirnos más unidos porque reflejan el estado de nuestra vida en ese momento. Puede que nuestros amigos de la infancia, o los amigos que hicimos antes en nuestra vida, ya no nos proporcionen el mismo punto en común.

Sin embargo, es importante recordar que los puntos en común rara vez cambian tanto, y cuanto más tiempo lleves siendo amigo de alguien, más importante será mantener viva esa amistad.

Veamos algunas formas de encontrar tiempo para ponerte al día con tus amigos, incluso en el ajetreado mundo moderno de hoy.

Crea un grupo de WhatsApp - Aunque no tengas tiempo para ponerte al día regularmente, puedes hacerlo virtualmente a través de las aplicaciones de mensajería. Si tienes un grupo de amigos de la infancia o amigos a los que conoces desde hace tiempo, crea un grupo de WhatsApp y podrán estar en contacto entre sí con mucha regularidad y sin mayor problema.

Conéctate en las redes sociales - Si no quieres configurar aplicaciones de mensajería, puedes simplemente conectarte en las redes sociales y estar al día de lo que hace el otro. Sin embargo, recuerda que la conexión no debe ser simplemente virtual y que es necesario reunirse en persona para mantener viva la amistad.

Organiza un día al mes o a la semana para hacer algo - ¡Todo el mundo puede dedicar un día o una tarde al mes! Si pueden hacerlo una vez a la semana, inténtenlo, pero si no, ponerse al día una vez cada quince días o una vez al mes también es una gran idea. Pueden salir a comer y tomar algo o simplemente ir a tomar un café y charlar por la tarde, ¡pero no lo cancelen!

Haz que el tiempo que compartan sea una prioridad - Mantener una amistad a largo plazo consiste en hacerla una prioridad y no dejar que la vida se imponga. En el momento en el que empieces a cancelar y reorganizar las reuniones, tómalo como una advertencia para ser más consciente de lo que haces. Es una pendiente resbaladiza hacia el distanciamiento y eso no es algo que quieras.

MANTENIENDO EL CONTACTO

Ya he hablado del hecho de que a medida que avanzamos en la vida, esta se vuelve simplemente más ocupada. Es fácil dedicar toda tu atención a las cosas nuevas de tu vida y, antes de que te des cuenta, te estarás olvidando de todo lo que había antes, incluidos los viejos amigos. Seguir en contacto no es difícil, y se tarda literalmente unos segundos en enviar un rápido mensaje de "espero que estés bien".

Empieza a ver el estar en contacto como una carga menos y más como un hábito positivo que adquieres de forma regular. Probablemente llames a casa de tus padres cada semana, así que ¿por qué no hacer lo mismo con tus viejos amigos?

Una vida ajetreada no debería impedirte mantener el contacto con la gente, y el hecho de no hacerlo apunta más a una falta de interés que a una vida ocupada. Alimentar las relaciones se reduce a mantener viva la conexión y, aunque no puedas dejarlo todo y reunirte para tomar un café, puedes hacer una pequeña cosa que le demuestre a tu amigo que estás pensando en él y que es importante en tu vida.

Algunas ideas incluyen:

- Pasar a tomar un café de camino a casa desde el trabajo
- Enviar un mensaje de texto para saber cómo está
- Recordar cumpleaños, aniversarios, cumpleaños de los hijos, etc.
- Enviar memes y gifs divertidos por WhatsApp, solo porque sí

- Etiquetar a tu amigo en cosas que ves en Facebook y comentar "¿te acuerdas de cuando...?"
- Preguntarle si tiene tiempo de ir a tomar un café durante la pausa del almuerzo en el trabajo.

Como puedes ver, no tiene que llevar mucho tiempo, ni siquiera tiene que ser algo enorme, solo se trata de mantener la conexión viva y permitir que la amistad se alimente a largo plazo, sin importar lo ajetreada que se ponga la vida.

LOS PEQUEÑOS DETALLES SON IMPORTANTES

A veces, las pequeñas cosas de la vida son las que más importan, ¿no lo crees? La intención realmente importa más que los grandes gestos, y cuando se trata de mantener viva una amistad durante la edad adulta, todo este concepto da en el clavo.

Saber que estarás ahí para tu amigo en caso de que te necesite es mucho más reconfortante y valioso que un enorme ramo de flores. Un mensaje de texto en el momento justo puede alegrarte el día y ponerte una sonrisa en la cara más que cualquier otra cosa. Una sonrisa pícara cuando los dos "entienden" un chiste puede hacer que te sientas completamente animado. Ninguna de estas cosas es un gran gesto, y sin embargo, son sumamente valiosas.

Por supuesto, sería bonito tener un viejo amigo que te enviara regularmente grandes regalos y se ofreciera a llevarte de vacaciones de vez en cuando, pero ¿qué significa eso? Los regalos son agradables, pero no tienen la misma conexión profunda que el pensamiento. Un mensaje que diga "Sé que hoy es el aniversario de la muerte de tu madre. Solo quería enviarte mi amor y saber que estoy pensando en ti" puede ser la diferencia entre que esa persona decida ahogar sus penas en vino al llegar a casa o pueda afrontar el día con algo de fuerza. Ese es el poder de la amistad.

Si tienes un viejo amigo que trabaja en la oficina opuesta a la tuya y simplemente no tienen mucho tiempo para ponerse al día últimamente, comprarle un café y dejarlo en su escritorio al pasar, con una sonrisa traviesa, es suficiente para que se sienta diez veces mejor. Se trata de notar cuando alguien no se siente bien, de recordar los días especiales y, simplemente, de demostrar que estás dispuesto a seguir esforzándote.

Las pequeñas cosas importan.

ÁBRETE AL CAMBIO

Las amistades cambian. Esto es algo que he aprendido mucho a lo largo de los años. Esta situación es especialmente pertinente cuando tienes amigos desde la infancia. Mi mejor amiga es alguien a quien conozco desde que tenía dos años. Nuestra amistad ha aguantado 36 años, a través de la muerte de sus dos padres, mi mudanza, las discusiones de la adolescencia y, finalmente, su matrimonio. Ese fue el mayor cambio para mí porque significó que ella estaba en un espacio completamente diferente en su vida comparado con el mío.

Al principio, me preocupaba un poco, porque ¿cómo iba a cambiar nuestra amistad? Sí la cambió, pero ¿lo hizo para peor? No. El cambio no tiene por qué ser malo, y tienes que estar abierto a él y aceptarlo si quieres mantener amistades importantes en tu vida. No se puede obligar a la gente a permanecer en el mismo espacio toda la vida, simplemente no es posible, al igual que tampoco se te puede obligar a ti a hacer lo mismo. Lo que tienes que hacer es ajustarte y adaptarte, sabiendo que si tu amistad es lo suficientemente fuerte, tienes muchas posibilidades de mantenerla viva.

Las amistades cambian durante la edad adulta de forma natural, simplemente porque cambiamos. A lo largo de tu vida, puede que estés profundamente asentado como la misma persona, pero las diferentes facetas de tu personalidad y de tu psique interior siempre están cambiando. Cuando estaba atrapado en un ciclo de timidez, era una persona muy poco segura de sí misma y tranquila, sin embargo, ahora soy totalmente diferente. ¿Soy una persona diferente en el fondo? No, pero mi forma de hacer las cosas ha cambiado. Por eso las amistades cambian.

Afrontar el cambio es difícil para cualquiera, pero es importante verlo como algo positivo y no como algo negativo. Si notas que tus amistades están cambiando, aquí tienes algunos consejos que te ayudarán a afrontar el cambio en general.

- **Dale tiempo a las cosas para que se asienten** - Cuando se produce un cambio, es probable que se necesite un poco de tiempo para que el terreno se asiente. No te preocupes por eso y, mientras tanto, mantente en contacto mediante mensajes de texto y pequeños gestos aquí y allá.
- **Cambia tu punto de vista** - Intenta ver las cosas desde su punto de vista y entiende que tal vez está pasando por un

momento estresante en la vida, o tal vez está tan emocionado por el gran cambio en su vida que está viendo las cosas a través de una visión de túnel en este momento. Utiliza tu empatía para afrontar el momento.

- **Háblalo** - Habla de tus sentimientos con un amigo de confianza y busca su consejo. A menudo, permitirnos escuchar el punto de vista de otra persona nos ayuda a replantear la situación de forma más positiva.

- **Céntrate en ti mientras tanto (pero no olvides a tu amigo)** - Mientras el terreno se asienta céntrate en ti y sal a conocer gente nueva. Eso no significa que te estés olvidando de tu amigo, simplemente significa que le estás dando el tiempo que necesita para adaptarse a su nuevo cambio.

Puede ser duro que las amistades cambien, pero aferrarte al pasado y querer que las cosas sigan igual solo te va a traer tristeza al final. Es mucho mejor estar dispuesto a seguir la corriente y permitir que las amistades evolucionen. La mayoría de las veces, acabas con algo mucho más valioso de lo que tenías al principio: una amistad que ha perdurado.

Por supuesto, puede haber ocasiones en las que una amistad no perdure, cuando la otra persona se aleja demasiado y no pone su parte necesaria de esfuerzo. Esto es algo muy difícil de gestionar y puede ser muy desagradable, pero hay que verlo como algo inevitable en la vida y como algo que puedes superar.

He tenido amigos que van y vienen, y muchos se han ido de mi vida porque simplemente nos distanciamos. Esto no fue culpa de nadie, ni se debió a una falta de esfuerzo, simplemente son cosas que pasan. Cuando un amigo se va de tu vida, deséale lo mejor, envíale cariño y céntrate en los buenos recuerdos que tienes. Si te permites amargarte por el hecho de que tu amistad se haya desvanecido, solo vas a afectar tu forma de relacionarte con la gente en el futuro.

En este caso, simplemente mantén tus amistades actuales un poco más cerca y recuerda que la vida tiene una extraña forma de enderezarse al final.

ES LA CALIDAD PARA MÍ

Vivimos en un mundo dominado por las redes sociales. Todos estamos obsesionados con conseguir un número x de "me gusta" y alcanzar un determinado número de amigos. Pero ¿consideras a estas personas tus verdaderos amigos? Yo no.

En mi caso, tengo amigos en las redes sociales, a los que preferiría llamar seguidores, y tengo amigos de verdad. Algunos de mis amigos reales también están en las redes sociales, pero lo más importante es el tiempo que pasamos lejos de nuestros teléfonos y ordenadores portátiles.

A medida que vayas desarrollando tus habilidades sociales, probablemente harás todo lo posible por encontrar tantos amigos nuevos como puedas. Estás haciendo gala de tus nuevos músculos comunicativos y no puedo culparte por ello: te mereces una enorme palmadita en la espalda. Sin embargo, debes saber que, al final, lo que realmente importa es la calidad sobre la cantidad.

¿Cuántos de tus amigos estarían ahí si realmente los necesitaras? Esos son los que más tienes que tener en cuenta. Está bien tener muchos amigos, pero los que estarían ahí para ti son los más valiosos y los que más cuentan.

Yo recomendaría hacer un balance de las redes sociales de vez en cuando. Puede que no todos los que aparezcan en la lista te sirvan. Cuando te esfuerzas por alcanzar un determinado número de seguidores o "amigos", puede que estés añadiendo personas que utilizan tus cuentas de redes sociales como una herramienta de vigilancia y no porque estén genuinamente interesadas en lo que haces con tu vida. Los amigos tóxicos no son amigos, son personas que no necesitas en tu vida.

Si alguien te hace sentir incómodo, te quita mucho más de lo que te da, habla a tus espaldas, te manipula, te menosprecia o difunde falsos rumores sobre ti, bórralo y sigue adelante. Esto no debería perjudicarte porque esas personas no son verdaderos amigos. He perdido la cuenta del número de personas que creía que eran mis amigos y resultaron ser individuos tóxicos que tenían otras intenciones. No les des ni un segundo más de tu tiempo y bórralos de tu vida, virtualmente y de forma efectiva.

No estoy sugiriendo que hagas una selección de amistades cada seis meses, sino que seas consciente de que tener amigos de verdad en los que puedes confiar es mucho más importante que tener una larga lista de personas que podrían parecer tus amigos, pero que en realidad están lejos de serlo. ¡La calidad es mucho más importante!

REFLEXIONES SOBRE EL CAPÍTULO

Las amistades van y vienen, pero las mejores perduran a largo plazo. Mantener la amistad en la edad adulta es difícil y nadie debería intentar decirte lo contrario. Mi mejor amiga y yo perdimos el contacto durante un corto periodo de tiempo a principios de los 20 años y volvimos a estar juntos unos 5 años después. Estamos más unidos que nunca porque aprendimos de nuestros errores y nos esforzamos por mantener el contacto, aunque actualmente haya mucha distancia real entre nosotros.

Es estupendo tener muchos amigos y, cuando empieces a flexibilizar tus habilidades sociales, verás que conocerás a gente con mucha más facilidad que antes. Sin embargo, no olvides a tus viejos amigos y dedícales tiempo. La lealtad cuenta mucho y eso es lo que te mostrará quiénes son los auténticos en comparación con los que entran en tu vida, se quedan un tiempo y luego vuelven a salir.

Debes saber que no todo el mundo está destinado a permanecer en tu vida y, por muy doloroso que pueda ser a veces, tienes que permitir que el camino siga su curso. A menudo, las personas se alejan y no hay nada que las haga volver, pero siempre hay que intentar establecer esa conexión una vez más antes de desistir.

A medida que las amistades cambian, debes saber que tú también estás cambiando y que no todo es malo.

CONCLUSIÓN

¡Y ahí lo tienes!

Hemos llegado al final del libro. ¿Cómo te sientes ahora? Espero que te sientas seguro de ti mismo, lleno de energía y con ganas de aprovechar las innumerables oportunidades que tienes ante ti.

Tal vez ya hayas comenzado tu viaje hacia el dominio de la comunicación, o tal vez hayas leído el libro de principio a fin antes de empezar. Sea cual sea el camino que hayas tomado, debes saber que los próximos pasos están en tus manos. Tu futuro no tiene por qué parecerse al pasado. No tienes que dejar que las barreras se interpongan en tu camino para tener la vida que quieres, y puedes cambiar todo lo que quieras cambiar siempre que te pongas a trabajar.

Tus habilidades sociales son un millón de veces más importantes de lo que crees. Afectan tu vida en todos los aspectos, desde cómo haces amigos hasta cómo los mantienes, desde cómo encuentras un trabajo que te satisfaga hasta cómo aprendes y creces. Afectan tu forma de verte a ti mismo y de interactuar con los demás, y afectan tu forma de leer a la gente. Las habilidades sociales también afectan la gestión de las emociones, porque están estrechamente relacionadas con la Inteligencia Emocional.

Al leer este libro y seguir los consejos que te he dado, tu nivel de Inteligencia Emocional aumentará. Es inevitable porque, a medida que vas dando los pasos que se indican en el libro, vas mejorando tus habilidades sociales, te vas convirtiendo en un comunicador mucho más eficaz y vas aprendiendo sobre las personas cada día. Espero que te sientas emocionado ahora mismo porque yo me siento emocionado por ti. ¡Oh, las posibilidades!

Ahora mismo, quiero que imagines la vida que quieres para ti. Vamos, permítete soñar por un minuto. ¿Qué aspecto tiene? ¿Cómo se siente? ¿Estás sonriendo? Deberías estarlo, porque esa imagen que tienes en tu mente ahora mismo podría ser tu vida en un periodo de tiempo relativamente corto. Puede que no me creas del todo ahora, pero pregúntale a cualquiera que me haya conocido antes de hacer mi propio viaje.

Yo era una persona tímida y muy callada. No es que fuera introvertido y no es que no tuviera confianza en mí mismo; sí la tenía, solo que no tenía confianza para hablar con otras personas y eso afectó negativamente cada parte de mi vida. Verás, una vez que tomas la decisión de cambiar algo y vas realmente con todo, no hay nada que te detenga. Y una vez que la confianza se apodera de ti y sabes que puedes hacer lo que antes no creías que podías hacer, te vuelves partícipe de una sensación inigualable.

TU VIAJE EMPIEZA CON UN PASO

Lo único que tienes que hacer es decidirte a cambiar y hacerlo. Parece una tarea descomunal, pero eso se debe a que lo has concebido en tu mente de esa forma. No lo es. Son solo pequeños ejercicios diarios que se convertirán en una bola de nieve para lograr un cambio masivo en tu vida.

Empezamos el libro hablando de la Inteligencia Emocional (EQ) y de lo que es. Tu nivel es bastante bajo ahora mismo porque has admitido abiertamente que tienes pocas habilidades sociales al elegir este libro, ¡pero eso va a cambiar muy rápidamente!

Hemos hablado de lo que son las habilidades sociales y de por qué son importantes, y ahora sabes que tu capacidad para comunicarte de forma correcta marca una gran diferencia en todos los aspectos de tu vida. Te he dado mucha ayuda práctica y consejos para empezar, incluyendo los lugares a los que puedes acudir para conocer nuevos amigos. La responsabilidad de hacer todo esto recae en ti, pero debes saber que en cualquier momento puedes volver a este libro y encontrar a alguien que te entienda. Yo te entiendo. Entiendo todo esto porque estuve allí. Creo en ti.

Hemos hablado de las cosas que puedes estar haciendo que sabotean tus esfuerzos por conocer gente nueva y sabes exactamente lo que tienes que hacer para cambiar. Sabes todo lo que hay que saber sobre las primeras impresiones, el lenguaje corporal, la comunicación no verbal y cómo transmitir tu mensaje y asegurarte de que te entiendan.

Terminamos el libro hablando en detalle de las amistades y de cómo afrontar las pruebas y dificultades que las acompañan. Aunque las amistades requieren trabajo y, ciertamente, a veces van acompañadas de una buena dosis de dramatismo, son una de las cosas más valiosas que se pueden tener en la vida. Los amigos solidarios, genuinos y afectuosos te ayudarán en los momentos más difíciles y compartirán tu alegría en los buenos momentos. Eso es exactamente lo que te espera.

ENTONCES, ¿AHORA QUÉ?

Ha llegado el momento de que tomes todo lo que has aprendido en este libro y lo pongas en práctica con firmeza. Trabaja de la manera que más te convenga. Tal vez ya hayas empezado, pero si no es así, puedes empezar capítulo a capítulo y trabajar poco a poco si quieres, o puedes leerlo todo, tomar notas y luego ponerte a trabajar. Cada persona aprende de una manera diferente, así que asegúrate de adaptar tu enfoque a tus propias necesidades de aprendizaje.

Si te olvidas de algo o necesitas una aclaración, puedes volver al capítulo que necesitas y encontrar las respuestas. Este libro estará siempre a tu lado a lo largo de tu viaje y en el futuro. Podrías pensar que este viaje tiene una fecha de finalización, pero no es así. Mi viaje aún no ha terminado, todavía estoy aprendiendo. Las personas son muy complicadas y tenemos que crecer y adaptarnos en función de quienes entran en nuestra vida y en función de sus personalidades. Estamos constantemente en alerta y ¡eso es lo que lo hace tan maravilloso!

Empieza por lo pequeño o por lo grande, trabaja a tu manera. Sin embargo, si eres una persona que lucha contra la ansiedad social o la timidez, trabaja poco a poco y recuerda que cada pequeña victoria que consigas en el camino es un gran progreso. Esto no es una carrera y nadie más tiene que saber lo que estás intentando hacer: los resultados serán muy evidentes para ellos cuando tus niveles de confianza se transformen y empieces a desenvolverte con naturalidad de una manera que te haga brillar desde dentro hacia fuera.

Puede que tengas algún percance por el camino, y debes saber que es normal. Puede que un día te levantes y te sientas completamente perdido. Eso no significa que todo el progreso que hayas hecho hasta el momento se haya echado a perder, solo significa que estás teniendo un mal día y que necesitas ser amable contigo mismo. Todos tenemos esos días, somos humanos después de todo.

Lo único que me queda por hacer es desearte buena suerte. El poder de cambiar tu vida está en tus manos y tú y solo tú puedes hacer los cambios que realmente quieres ver. Recuerda darte una palmadita en la espalda y celebrar cada éxito, al tiempo que ayudas a otras personas de tu entorno que puedan necesitar ayuda con sus habilidades sociales. Comparte los conocimientos y haz que la gente crezca.

Tu viaje solo acaba de comenzar.

REFERENCIAS

Un nuevo modelo de niveles sobre la Inteligencia Emocional. (A New Layered Model on Emotional Intelligence). (2018, 1 de mayo). PubMed Central (PMC). https://www.ncbi.nlm.nih.gov/pmc/articles/PMC5981239/

Avances en la investigación de la ansiedad social y su trastorno (Sección especial). (Advances in the Research of Social Anxiety and Its Disorder). (Sin fecha). PubMed Central (PMC). https://www.ncbi.nlm.nih.gov/pmc/articles/PMC2846378/

Sistema de inhibición conductual y autoestima como mediadores entre la timidez y la ansiedad social. (Behavioral inhibition system and self-esteem as mediators between shyness and social anxiety). (2018, 1 de diciembre). ScienceDirect. https://www.sciencedirect.com/science/article/abs/pii/S0165178117323326

El lenguaje corporal en el cerebro: construyendo el significado a partir del movimiento expresivo. (Body language in the brain: constructing meaning from expressive movement). (2015). PubMed Central (PMC). https://www.ncbi.nlm.nih.gov/pmc/articles/PMC4543892/

Todo lo que siempre quisiste saber sobre la timidez en un contexto internacional. (Everything You Ever Wanted to Know About Shyness in an International Context). (Sin fecha). Asociación Estadounidense de Psicología. https://www.apa.org/international/pi/2017/06/shyness

Gibbons, S. (2018, 20 de junio). *Tú y tu negocio tienen 7 segundos para causar una primera impresión: He aquí cómo tener éxito. (You And Your Business Have 7 Seconds To Make A First Impression: Here's How To Succeed).* Forbes. https://www.forbes.com/sites/serenitygibbons/2018/06/19/you-have-7-seconds-to-make-a-first-impression-heres-how-to-succeed/?sh=1897dbf656c2

O'Connor, P. J. (2019). *La medición de la Inteligencia Emocional: Una revisión crítica de la literatura y recomendaciones para investigadores y profesionales. (The Measurement of Emotional Intelligence: A Critical Review of the Literature and Recommendations for Researchers and Practitioners).* Frontiers. https://www.frontiersin.org/articles/10.3389/fpsyg.2019.01116/full

Okten, I. O. (2018, 31 de enero). *Estudiando las primeras impresiones: ¿Qué hay que tener en cuenta? (Studying First Impressions: What to Consider?)* Asociación para la ciencia psicológica - APS.

https://www.psychologicalscience.org/observer/studying-first-impressions-what-to-consider

Relaciones sociales y satisfacción vital: el papel de los amigos. (Social relations and life satisfaction: the role of friends). (2018). PubMed Central (PMC). https://www.ncbi.nlm.nih.gov/pmc/articles/PMC5937874/

Hablando de psicología: La comunicación no verbal dice mucho. (Speaking of Psychology: Nonverbal Communication Speaks Volumes). (Sin fecha). Asociación Estadounidense de Psicología. https://www.apa.org/research/action/speaking-of-psychology/nonverbal-communication

Tadjer, H., Lafifi, Y., Derindere, M., Gulsecen, S., & Seridi-Bouchelaghem, H. (2018, 13 de septiembre). *¿Cuáles son las habilidades sociales importantes de los estudiantes en la educación superior? (What Are The Important Social Skills of Students in Higher Education?)* ResearchGate. https://www.researchgate.net/publication/329761072_What_Are_The_Important_Social_Skills_of_Students_in_Higher_Education